治愈系心理学

觉醒与超越

住院病人的团体心理治疗
Inpatient Group Psychotherapy

【美】欧文·亚隆（Irvin D.Yalom）著

李鸣 李敏 译　刘稚颖 审校

人民邮电出版社

北　京

图书在版编目（CIP）数据

觉醒与超越：住院病人的团体心理治疗／（美）亚
隆（Yalom，I. D.）著；李鸣，李敏译 . —北京：人民
邮电出版社，2015.9（2024.1重印）
（治愈系心理学）
ISBN 978-7-115-40045-1

Ⅰ. ①觉… Ⅱ. ①亚… ②李… ③李… Ⅲ. ①集体心
理治疗 Ⅳ. ①R749.055

中国版本图书馆 CIP 数据核字(2015)第 172491 号

内 容 提 要

欧文·亚隆主张人是自由的，要为自己的选择及行动负责，所以他认为，在团体心理治疗过程中，与当事人探索的主题应包括自我觉察能力、自由与责任、自我认同与人际关系、生命的意义等。

基于上述认知，在《觉醒与超越：住院病人的团体心理治疗》这本经典著作中，欧文·亚隆提出，治疗师不应作为权威或以主持者的姿态带领团体治疗，而应作为一名相对透明的参与者融入团体之中，以推动团体工作为目标设定团体互动的模式和规则，帮助成员建立支持性、凝聚力高且充满活力的微型社交模式，让成员通过自我暴露发现个人存在的问题，进而借助"此时此地"的人际互动进行修复，为重建个人生活奠定坚实的基础。

不管是一线的临床医生、专业的心理咨询师，还是为各种身心疾病所苦的人士或对心理治疗感兴趣的读者，都可以从本书作者对大量临床案例所做的深刻而悲悯的分析中看到希望，获得有益的启示。

◆ 著 【美】欧文·亚隆（Irvin D. Yalom）
译 李 鸣 李 敏
审 校 刘稚颖
责任编辑 姜 珊
执行编辑 郭光森
责任印制 焦志炜

◆ 人民邮电出版社出版发行 北京市丰台区成寿寺路 11 号
邮编 100164 电子邮件 315@ ptpress. com. cn
网址 http://www. ptpress. com. cn
北京虎彩文化传播有限公司印刷

◆ 开本：700×1000 1/16
印张：18 2015 年 9 月第 1 版
字数：200 千字 2024 年 1 月北京第 27 次印刷
著作权合同登记号 图字：01-2014-5223 号

定 价：59.00 元
读者服务热线：（010）81055656 印装质量热线：（010）81055316
反盗版热线：（010）81055315
广告经营许可证：京东市监广登字 20170147 号

前言

20 世纪 60 年代后期，美国的住院病人管理模式发生了一场重大转变——从长期居留于大型的、较为偏远的州立医院转向短程、社区医院的小型急性病房的多次住院治疗。

精神病住院治疗政策的转变——加上精神药理学的重大进展、危机理论的普及、对躯体治疗依赖的降低、新型心理卫生职业的产生，使得急性住院病房的功能和特点发生了巨大的改变。然而，在很大程度上，这些变化并未引发相应的心理治疗技术的改变，特别是团体心理治疗，仍然沿用以往的策略和方法，并没有随着社会、理论的变化适应新的临床环境。

当前，精神科急性病房的临床设置已经完全不同于以往的精神病院，因此需要对传统的团体治疗技术进行彻底的变革。本书的目标是提出关于团体治疗的修订理论，并为专业人员提供适合急性住院病人的一系列治疗方法和策略。本书的目标读者为临床一线的心理卫生专业人员——精神科急性病房中的团体治疗带领者。

尽管急性病房之间的差异性很大，但是，当前病房的基本形态（以及我将在本书中提到的病房类型）却具有以下共同特征：通常有 15~35 名住院病人，住院时间为 1~3 周不等。病人所罹患的精神障碍范围十分广泛，包括重性精神病、边缘性障碍（伴有自残行为或者短暂的精神失常）、抑郁、物质滥用、进食障碍、老年精神障碍、急性危机以及突发性精神失常（经常伴有自杀行为）等。住院病房可能是开放式或者封闭式的；如果是封闭式的病房，大部分病人可以有自由活动的时间。医务人员涵盖了各种专业领域（通常还有相关学科），如护理学、精神病学、社会工作、职业治疗、临床心理学、娱乐和活动疗法、运动、舞蹈、音乐和艺术疗法。这些心理健康专业人员提供了多种治疗：药物治疗、个体治疗、团体和家庭心理治疗、环境治疗、职业和活动治疗、电休克治疗。还有具有决定权与影响力的第三方付费者——对住院与出院有着绝对影响力的财政机构。病房的节奏经常是很多样的；周转加速（包括病人及工作人员），工作人员的紧张度高和压力增加，常常使得心理治疗很难维持和继续。

我希望本书对带领住院病人的团体治疗师有切实可行的帮助。为此我收集了所有可能的信息资源：我个人的临床经验（过去三年中作为病房工作人员和住院病人团体治疗的带领者），我自己的临床研究，还有相关文献的临床描述及研究结果。本书的写作还基于许多年里我与病房工作人员展开的讨论以及我对 25 所医疗机构的临床观察——我与那里的工作人员进行了访谈，并现场观察了很多团体治疗过程。这 25 所医疗机构包括私立医院、社区医院以及大学附属医院，而我的临床观察大多来自最有名望、众所周知的医院，这些医院有着良好的声誉、出色的训练体系以及充裕的医务人员。

尽管我在本书中提及的急性精神科病房非常普遍，但决不意味着包含了所有的病房类型。精神病医院的种类很多，还有很多我不太了解的类型。我希望，在这些病房（包括儿童、青少年或老年病房；物质滥用病房；慢性精神病房；重症精神病房和司法精神病房）工作的医务人员都能在本书所描述的基本原则和技巧中找到适合自己的方法，并进行修改以适应各自实际的临床状况。

带领门诊病人团体的心理治疗师具有相对的自主性：他们的技术和决策决定了团体的内容、过程和治疗效果。而住院病人团体治疗的带领者则受多种病房设置的限制——精神科病房提供多种形式的治疗，它们经常互相重叠、干扰——包括病人、时间安排、人员配置、经费、训练和监督资源。因此，在实施团体治疗时，许多因素会对其产生影响，如病房的行政管理人员，他们决定了团体治疗的频率、时间、团体规模、人员构成、协同治疗师的分配、督导、病人自由参加或强制参加等问题。由此可见，住院病人团体很大程度上受制于病房环境和行政管理因素。本书的前两章会对病房和小型团体之间的相互关系进行详细讨论，后四章则专门讨论团体治疗策略和技巧。

第一章将讨论当前住院病房的工作实务：团体治疗的作用，团体治疗的结构及其相应的优先权设置，团体会谈的组成和频率，团体带领以及策略性的重点等。由于一些病房对团体治疗需要投入的人员和时间持有怀疑态度，因此，我将从经验和理性两个方面为团体治疗提供有效性的证据。我意识到冗长的文献综述及相关评论会使本书偏离初衷——为团体治疗从业者提供临床指导，但我仍会做一些必要的文献回顾。这可能会使读者感到枯燥乏味，因此，在最后的定稿中，我只保留了最相关的研究资料，而那些冗长乏味、难以理解的部分则略过不提。

第二章提出了必须在住院病人团体中实行的结构的修改问题。在对传统团体治疗进行简短回顾之后，我描述了住院病人团体的临床设置及相关的技巧和结构的调整，包括治疗目标的修正、团体的构成、会谈的频率、团体的规模、保密性、亚团体（subgroup）以及治疗师的角色等。

住院病房设置所要求的结构性调整对于团体治疗师的基本策略和技术有着深远的影响，这是第三章和第四章的主要内容。许多读者将这本书的题目误解为"缺乏耐心的（impatient）团体治疗"，这样的误解不是完全没有道理的：缓慢、耐心、反省、非指导性的治疗方法在住院病人的工作中是没有立足之地的。住院病人团体治疗师必须采用短程治疗的架构，积极主动且讲究效率，并使用强有力的方式建立有效的团体架构。支持、再支持：所有的住院病人团体工作都需要以支持作为基础，团体带领者需要熟练运用各种治疗技巧以构建一种安全、信任的团体氛围。

第四章讨论了治疗师在住院病人团体治疗中对"此时此地"（here- and- now）策略的运用。我介绍了此时此地的理论基础，并特别强调了它在所有体验性团体治疗中的重要性，讨论了在住院病人团体设置中需要特别注意的地方。许多团体治疗师由于误认为此时此地等同于面质（confrontation）或冲突（conflict），因而会放弃在团体中运用该策略。第四章强调了对此时此地的使用可达到提高支持性（support）、凝聚力（cohesiveness）、自我同一性（self- validation）等的目的，哪怕是在症状严重的病人团体中亦然。

最后两章探讨了团体治疗会谈的特定模式：第五章，由功能良好的精神病人组成的团体；第六章，由功能较差的精神病人组成的团体。尽管我详细地描述了这两种模式，但我并不想把它们作为供其他人临摹的蓝图，相反，我只是想以此展示结构性团体治疗的普遍策略，并且希望人们可以根据自己的个人风格和临床特点来制定相应的可以实施的流程。

本书重点关注的是住院病人团体治疗中最为核心、不可或缺的部分——日常的"谈话式"治疗团体。我想写的是一本简要、与临床相关的指导手册，而不是一本百科全书式的教科书。因此，有很多内容我并未进行讨论，包括各式各样的特殊团体；辅助的团体治疗技术（如视频播放、心理剧、运动疗法、舞蹈疗法及艺术疗法）；针对某些特殊问题的治疗方案，如边缘型人格障碍、自杀、攻击、缺乏动机、偏执型病人等；以及与团体治疗相关的主题（如治疗师的训练和督导、工作人员的训练团体、社交聚会等）。我之所以略去这些重要的主题，不仅仅是由于受篇幅所限，也是因为考虑到当前住院病人的团体治疗存在诸多不确定性及混淆性，因此更需要一种基本的切实可行的理论与实践。

把团体治疗的实际经验升华为一本系统性的专著，是一段漫长的旅途。这一路上得到了很多人的帮助。没有人能比得上贝娅·米切尔（Bea Mitchell）和她出色的文字处理能力，她对每一遍草稿都精雕细琢。感谢大卫·施皮格尔（David Spiegel）博士和卡罗尔·佩恩（卡罗尔 Payne）护士仔细阅读了全部手稿；感谢维维安·巴尼什（Vavian Banish）对"聚焦团体"（focus group）模式的贡献；感谢我的家庭对我的大力支持，并体谅我在完成该项工作时的身心投入；感谢斯坦福大学医疗中心精神科病房（NOB 病房）的病人及工作人员不断给予我的帮助和协作；感谢马乔里·克洛斯比（Marjorie Crosby）的慷慨资助；感谢菲比·胡斯（Phoebe Hoss）在图书编辑上给予我的帮助；感谢斯坦福大学为我提供的学术自由和研究设备；感谢所有友好地允许我参观并学习其治疗工作的住院病房的工作人员们。

欧文·亚隆

目 录

第二章　住院病人团体治疗的基本原则

第一章
团体心理治疗与当代精神科病房

如果这是一篇针对门诊病人团体心理治疗的学术论文，我将会在开篇就直接进入临床实务，探讨相关的治疗策略与技巧。但对于住院病人团体治疗工作则不能如此！住院病人团体治疗师面临的一个非常棘手的临床事实是：住院病人团体不像门诊病人团体那样"独立自主"，它永远是整个庞大的病房治疗系统中的一个组成部分。

因此，我将从团体治疗与其所属的整个治疗体系的关系入手。目前，急性精神科病房除了提供团体治疗外，还有很多其他治疗方式：精神药物治疗、个体治疗、环境治疗、活动治疗、职业治疗、家庭治疗、电休克治疗。这些疗法互相关联：关于某一疗法的决定可能会影响另一种或其他所有的治疗。此外，不同的病房对各种治疗方法的优先考虑也可能不同，这对团体心理治疗的实施有着深远的影响。

首先，让我们探讨一下团体心理治疗在住院病房中扮演的角色。其次，我们会就住院病人团体治疗所面临的主要问题及病房能够提供的解决方法做进一步说明。最后，我们将讨论住院病人团体疗治的有效性。

第一节　目前的实践状况

团体治疗扮演的角色

据我所知，每个急性病房都有开展团体治疗的经验。事实上，团体治疗有效性的证据以及精神卫生领域的主流观点，都充分证明了小型团体治疗对于住院病房的正常运转是非常必要的。

然而，许多病房并没有真正重视团体治疗，而只是在那里敷衍了事。有时候，团体治疗是在没有得到病房行政机构的正式批准下进行的。我参观了一所大学附属医院的精神科病房，主任是一位精神药理学家，他告诉我他接管这个病房有一年多了，曾在前三个月尝试使用团体治疗的方法，结果发现团体治疗在急性病房中是无效的，于是"取消"了团体治疗的计划。然而，当我对病房工作人员进行访谈时，他们悄悄告诉我，夜班护士会打着"饶舌团体"（rap groups）的旗号进行团体治疗。（下面我会谈到，这种拥有非正式名称的治疗团体并不少见。）

我们偶尔会从文献中看到，有些病房直到最近才采用团体治疗方法。例如，在 1974 年发表的一篇文章中，报告了由两位精神病学家设计的、在急性住院病房进行的每周 2 次的团体治疗实验结果。他们写道，病房成员觉得团体治疗特别有效，这些成员不但没有抱怨团体治疗无聊，而且始终如一地参与其中（尽管团体治疗是非强制性的）。最后，研究者（惊讶地）发现团体治疗比传统的"晨间查房"有更多优点。

1975 年，一名精神科护士也发表了一篇观点与此类似的文章。这名护士发现，在急性病房中举办的每周一次的病房生活座谈会并没有多大的团体心理治疗效果。因此，在没有获得病房精神科医生支持（或强烈反对）的情况下，这名护士小心翼翼地制订了一份小型团体治疗方案。意外的是，这个小型治疗团体为病人提供了重要的学习经验：公开讨论内心感受激发了病房的治疗功能；病人反映很反感护士们的严肃刻板（包括古板的白大褂）；治疗团体还促使病人更好地使用其他形式的治疗。

值得关注的是，直到 20 世纪 70 年代中期，这些报告才发表。住院病房的工作人员独立地发现了住院病人团体治疗的有效性，进一步验证和支持了我的观点。然而，这也反映出在传统的精神病学和护理学的培训计划中，团体治疗方法并未得到重视。

团体治疗方案的多样性

当代住院病人治疗方案的最大特色是它们具有惊人的广度与多样性。我在美国各地参观、访问门诊医疗机构时，所看到的团体治疗方式基本上是大同小异的。然而，住院病人的团体治疗却令人眼花缭乱，不仅种类繁多，而且在带领者策略和技巧、团体模式和构成以及治疗时间和频率等方面都各不相同。

这种"百花齐放"的局面着实令人头疼：它让我们看到了各地住院病房不约而同地迸发的创造力，同时也反映了这个领域杂乱无章的可悲局面。虽然许多病房的团体治疗方案显示出相当的想象力和创造性（这对专业的持续发展是不可或缺的），但我同时也毫不怀疑这种方案明显缺乏必要的稳定特质。住院病人的团体治疗没有一致的规则，相应的策略和技术也可以随心所欲地使用。这种一致性的缺失对于年轻治疗师的成长非常不利，它无形中鼓励了"每个人都可以有自己的一套"的危险倾向，不但对治疗无益，从长远的角度来看，对于团体治疗的专业领域和病人的最终利益来说都是有害的。

首先，我们来看一下住院病房中团体治疗的类型。我参观过的病房一般都有传统的谈话式心理治疗团体，基本上每周进行 1～3 次。另外，病房里也有其他一些特殊团体，通常每周举行 1～2 次，由全职员工或者专门雇用兼职的心理健康专业人员来带领某个特定的团体。治疗团体所涉及的范围相当广泛（甚至在不同的病房中，类似的团体居然有不同的名称），包括：人际互动团体、分析性团体、多元家庭团体、目标团体、运动治疗团体、艺术治疗团体、推拿治疗团体、过渡团体、放松团体、引导幻想团体、舞蹈治疗团体、音乐治疗团体、园艺团体疗法、医药教育团体、未来计划团体、治疗性社团、生活技能团体、手工艺团体、人类性学团体、出院计划团体、问题解决团体、说唱团体、意识训练团体、运动技能团体、自信训练团体、行为有效性团体、焦点团体、心理剧团体、男性团体、女性团体、结构训练团体、家庭生活团体、决策制定团体、木偶戏团体、情感认同团体、肥皂剧讨论团体、任务计划团体、活动团体。

为了展示团体治疗的多样性，我们可以看一下三个病房所采用的截然不同的团体治疗计划。这三个病房在结构上是相似的：均属于综合性大学的附属医院，急性住院病房有 20～30 张床，平均住院时间为 2 周。三个病房都有很好的人力配备，并在当地和全国享有良好的声誉。

病房 A 采用传统的药物治疗模式。每天的查房都很正式：病房主任和住院医师共同讨论病人的病情，护士或者辅助治疗人员很少参与讨论。讨论主要聚焦在药物治疗或电休克治疗、与发病有关的器质性因素等深奥问题以及出院后的康复计划上。在整个查房过程中，团体治疗师几乎插不上嘴，尽管他们了解很多与病人治疗高度相关的信息。

病房主任坦率地表示他对团体治疗没有什么兴趣。他的住院医生也不带领团体，因为他觉得没有充分的督导。尽管病房里有很多社会工作者和心理学家在团体治疗方面很有经验，但病房主任不同意由非医学专业的人员来督导医学生或住院医生，他声称这种做法会给年轻的医生造成不良影响并阻碍他们追求精神科的事业。

病房中有一个由社会工作者带领的正式的心理治疗团体，这个团体由7~8名社会功能良好的病人组成，每周活动3次，每次1小时。在每次治疗前，由团体带领者挑选成员，并邀请或劝说他们参加。这个社会工作者在个体治疗和家庭治疗方面受过良好的训练，但对团体治疗却几乎没有兴趣，只要有可能就欣然取消团体治疗计划。每当她不在病房或者延长假期时，团体治疗就会暂停。由于病房主任规定护士不能做心理治疗，使得护士不能带领团体治疗。以前曾有一名职业治疗师带领过团体治疗，但是她已经被解雇了，护士长告诉我："这是因为有太多的医务人员试着给太多的病人做治疗，却没人愿意帮助病人充实日常生活。"

另外，还有一名艺术治疗师和一名舞蹈治疗师每周1次对病人进行团体治疗，但在工作人员中，没人能说清楚这些治疗在做什么。还有在晚上举行的、每周1次的多元家庭治疗团体，只有很少的病人参加。此外，还有每周2次、每次30分钟的治疗社区会议，主要内容是就病房中存在的问题进行讨论，在会议过程中，大家也是沉默不语、敷衍了事。而娱乐治疗师带领的每周1次的短程社交团体，则由治疗师和病人一起计划每周的活动。

病房 B 每周2次、每次45分钟的团体心理治疗，由两名精神科住院医生和一名精神科护士带领，选择病房中功能最好的病人参加（大约从22位病人中选出8位）。病房同时还进行其他形式的团体治疗，具体如下：

病房生活座谈会：每周2次，一次由总住院医师带领，另一次由护士长

带领。

多元家庭团体：每周1次，每次45分钟，成员出席状况较差。

社交技能团体：每周1次，每次45分钟，针对将要出院的病人，由两名注册护士带领（其内容和过程似乎与每周2次的心理治疗团体没有差别）。

艺术治疗团体：每周3次，每次60分钟，由特聘的专业老师带领。

日常生活团体：每周3次，由职业治疗师和精神科技师带领，主要是教慢性病人一些基本的生活技巧，比如烹饪和个人装扮。

药物治疗指导团体：每周1次，每次60分钟，由护士带领，提供有关药物治疗效果和副作用的信息，并引导病人交流对服药的担心等问题。

病房C　把全病房24名病人随机分为两组。每组病人都定期参加每周2次、每次45分钟的团体心理治疗，由两名精神科住院医师和一名精神科护士带领。病房C的主任对团体治疗计划非常重视，在他的工作团队中，有5名全职心理健康专业人员均对团体治疗感兴趣（音乐治疗师、艺术治疗师、舞蹈治疗师、娱乐治疗师和职业治疗师）。他在病房中营造了一种不同学科可以平等对话的氛围：每位员工都被训练成治疗师，除了医生和护士的处方权与配药职能，其他所有角色功能都是可以互换的。

除了每周2次的团体治疗，病房还提供了大量其他形式的团体：

多元家庭团体：每周1次。

目标团体：每周2次，每次60分钟，团体中的病人每周为自己设定一个个人目标。

治疗社区会议：每周1次，每次45分钟。

社交技能团体：每周1次，以会话和个人修饰为主要训练目标。

舞蹈治疗团体：每周2次。

音乐治疗团体：每周 2 次。

园艺治疗团体：每周 1 次，由活动治疗师带领，以学习培育植物为主要目标。

放松治疗团体：只面向筛选过的非精神病病人。

艺术治疗团体：每周 2 次。

药物治疗指导团体：每周 1 次。

我选择以上三个病房是因为它们在很多方面都存在巨大差别：团体治疗的权威性，对专业规范的定义，特别是所提供的治疗团体的数量和类型。但是，在这些病房中，没有一个具有典范作用：我参观的每个病房都有它自己独特的团体治疗计划，工作人员的道德观念也各成体系，这些都直接支配着团体的带领方式。

鉴于住院病房团体治疗的范围如此广泛而又混乱，我认为必须选择团体治疗中最突出的一些问题，以便用一种系统化的方式对多种不同的团体治疗计划进行分析。我将讨论每一个病房都必须要做的关于团体的决策：团体治疗的威望、团体的组成、会谈的频率、团体带领权以及团体治疗的焦点。

住院病人团体的威望

在不同的病房中，团体治疗计划的权威性存在很大差异。在团体权威性最高的病房中，病房主任亲自担任其中一个团体的带领者，对其他团体进行督导，并参加每周 1 次的工作人员经验交流会；而在团体威望最差的病房里，正如我前面提到的例子，病房主任是一名精神药理学家，他废除了团体治疗计划，使得护士们只能被迫在晚上私下进行团体治疗。

如果病房的管理者认为团体治疗是不重要的甚至与整体治疗相抵触，那么想要建立一种有效的团体治疗模式几乎是不可能的。如果病房的其他工作人员贬低团体治疗的价值，团体治疗师将无法成功带领一个团体。如果医务人员对团体治疗持怀疑态度，将会诱导病房团体成员按此方向实现该信念（通常被称作"自证预言"，self-fulfilling prophecy）。不管是有意还是无意，工作人员对团体的消极看法都会传到病人当中，从而影响病人对团体治疗的积极期望。消极的期望会削弱心理治疗的效果：大量研究表明，病人最初对治疗越有信心，最后的治疗效果就越好。在情绪传染效应方面，团体治疗比个体治疗的影响更明显。一些对治疗持怀疑和悲观态度的团体成员迅速将他们的情绪传递给其他成员；此外，他们充当着"文化传播者"的角色，使得随后的新成员士气低落。

识别这类病房的方法很容易：团体治疗举行的次数少，每次治疗的时间短；个体治疗师经常打断团体会谈，把自己的病人"叫出去"谈话；医务工作人员寻找各种理由来取消团体治疗；团体常由没有受过良好训练和缺乏经验的人来带领，且没有督导；团体治疗被认为只是在消磨时间；工作人员对团体的不同类型缺乏了解，有时甚至冷嘲热讽；团体也许有各种不同的功能（例如，讨论、技能训练或者出院计划），但从不被视为"心理治疗"团体。事实上，有时团体带领者还被明令禁止做"心理治疗"。

我曾向一位病房主任询问他所在的病房开展团体治疗的情况，他告诉我病房里每天都有团体治疗。不过，我随后了解到，他所说的团体治疗是：有两个每周都进行的小型治疗团体、每周2次每次30分钟的病房生活讨论会、每周1次的活动计划讨论会（病人自己安排一周的活动内容）。他认为这些都是治疗团体。然而，他紧接着又说："还有很多由护士、职业治疗师和舞蹈老师带领的'五花八门'的团体，但是这些能算得上心理治疗吗？"

把病人从团体治疗中"叫出去"是轻视团体治疗的明显标志。在某些由私人开业医师经营的私立医院病房中，病人是否参加团体治疗由开业医师决定。如果医师来病房中看望病人，看到他正在参加团体，医师会不顾是否会打扰其他团体成员，而立刻要求那个病人离开团体。针对这种行为，病人传达的信号非常清楚：团体是件很好的事，只要它不影响个体治疗就行。病人对团体治疗以及团体带领者的信念是治疗成功的必备条件，如果这样的信念被破坏，那么团体治疗是无效的这种想法很快就会被证实。

我前面提到的 C 病房就做得很好。该病房一直很重视团体治疗，并根据团体治疗计划来安排其他治疗。这里的所有主治医师都清楚地知道他们的病人会自动参加病房的团体治疗，并且，他们在安排个体治疗计划时，都会主动与团体的时间错开。

在某些私立医院中，有关团体治疗的设置十分不理想。这些医院接收了大量病人，却只有少数私人开业的精神科医生进行监管。每个医生自己，或者通常是聘请一名精神卫生专业人员（如有精神科背景的社工）为自己所监管的病人进行团体治疗。这样的安排只考虑到一部分病人的利益，而没有顾及整个病房团体的福利，从而破坏了全病房的整体活动安排。由于许多团体由不同的人带领，而团体的时间安排要看团体带领者方便与否，所以护士根本不可能制订一个包含所有病人在内的整体治疗计划。

住院病人团体的组成

精神科病房的团体通常有两种模式：一种是功能模式（level model，如病房 A 和病房 B），即根据病人的功能完好程度来界定团体成员，功能相对好的病人被分配到"高水平"（higher-level）团体，功能较差、有退行性精神病的病人被分配到"低水平"（lower-level）团体。

另一种是小组模式（team-model，如病房 C），即把病人分为两组或三组，入院的新病人以轮流的方式被分配至各组，每一组各自成为一个治疗团体。因此，这些团体非常异质且包括各种功能水平的病人，从慢性的退行性精神病人到功能相对良好但遭受严重生活危机的病人都有。

这两种模式——功能模式与小组模式——各有优缺点。成功的团体必须设法吸收两者的优点，具体内容我将在下一章讨论。

团体会谈的频率

病人的快速流动性是每个急性病房面临的主要问题。如果团体治疗师想要建立一个稳定的团体，在我看来唯一可行的策略是：尽可能多地增加团体治疗次数。显然，一个 20 张床的病房，平均住院时间是 1~2 周，如果团体治疗每周进行 2 次，则每次参加团体的成员会有根本的不同。如果每天都进行团体治疗，虽然团体成员不断在变化，但每次治疗之间成员的承接性是足够的，这为团体的稳定性提供了一定的保障。（下一章将对此进行更多阐述。）

然而，只有极少数病房能够每天坚持进行"正式的"团体治疗。标准的操作是每周 2~3 次，而特殊团体（我暂时用它代指所有非正式团体）则是每周 1~2 次。

为什么"谈话式心理治疗"团体不能经常进行活动呢？病房的行政人员给出了一些理由，但都站不住脚。譬如，有些病房说，他们每周最多只能进行 2 次团体治疗，因为作为团体的协同带领者的护士需要轮流值夜班，无法满足一周超过 2 次的团体运行。（然而，也有其他病房发现这其实并不难，只要安排工作人员仅在有限的一段时间内带领团体——如 2~3 个月，而在这段时间内把担任团体协同带领者的护士全部排在白天上班即可。）有些病房是因为工作人员严重不足，又不能影响护理时间，因此他们不能进行频繁的团体会谈。尽管日程问题对于总是忙碌如"旋转门"的病房来说的确很重要，但对待团体治疗的态度应该是决定团体治疗频率的最关键因素。如果病房的领导者重视和支持团体治疗，那么时间问题就会迎刃而解；个体治疗中需要安排的病人、护士和主治医师的时间也就都可以与团体治疗的时间配合起来。尽管有协同治疗师更好，但有些病房发现他们并不是不可或缺的。一名受过良好训练、"单枪匹马"的团体带领者也可以"取得令人满意的效果。我见过最缺人手的一个病房，每周只提供 1 次传统的团体治疗，但是他们聘请了一位顾问，每周进行 4 个晚上的团体会谈。

有时候，因为有太多的工作人员争着当团体带领者，所以每一个团体的频率都不够密集（团体太多了）。正如我在下一部分所言，通常在这样的情况下，不同的专业学科会为了争取治疗的"地盘"而互相较劲。为了不厚此薄彼，每周的团体治疗计划被各个专业学科"平均瓜分"，导致病人的治疗计划里包含了许多特殊治疗团体（我已经在前面描述过了）。事实上，有些病房一天内会进行三种不同的团体活动，但是没有一个团体可以达到每周 2 次或更高的频率，因此病人无法连续地体验团体治疗。这样的计划安排，更多地满足了工作人员的需要，而不是病人的需要。除了治疗强度不够以外，这么多特殊团体的存在也不利于治疗效果，这种分散而不是整合的治疗模式，不能为本就思维紊乱的病人提供所需要的稳定结构。

我相信另一个造成团体治疗不能经常进行的原因是：团体带领者自身对如何带领团体感到困惑。由于住院病人团体治疗领域缺乏一种一致的、普遍认可的理论框架，这些团体带领者从未得到正确的训练。所以，团体带领者使用的是无效的模式，要不就是每位带领者各显神通。毫无疑问，小型住院病人团体使用的任何一种方法都是混乱且无效的。治疗师因缺乏正确的治疗导向而感到困惑，病人也是如此。治疗师既想要带领团体，同时又对自己的工作感到不自信而垂头丧气。面对这样的两难处境，他们通常所做的就是减少团体治疗的次数——很不幸，这使得小规模团体更加难以带领。

团体的带领

"谁来带领小规模的住院病人团体"是个复杂的问题。首先，带领权的问题常常折射出工作人员之间的众多冲突。住院病人团体的带领者可以来自非常广泛的专业学科领域，包括精神科护士、精神病技术人员、精神科医生、心理学家、精神病专业的社会工作者、职业治疗师、医院的牧师、娱乐治疗师、活动治疗师、运动治疗师、舞蹈治疗师、艺术治疗师以及所有这些专业学科的学生等。最常见的团体带领者是护士，最少参与的是精神科医生（尽管有近50%的大学附属医院急性病房团体由精神科住院医师带领）。

在不同的病房里，大家看待不同专业学科的角色的态度迥异。例如病房C，专业之间的界限十分模糊，病房的任何工作人员都可以被指定担任心理治疗师。病房A则是另一个极端，明确规定只有精神科医生和精神病学的社会工作者（在某些情况下）可以带领团体治疗。（事实如我之前提过的那样，病房A的职业治疗师因为私下开展团体治疗活动而被解雇。）

因此，对团体带领权的争论常常是对权力、威信和专业势力范围的竞争，而不是关于带领者胜任能力的争论。事实上，病房的各种专业人员在其学科训练中几乎没有接受过有关团体治疗方面的直接指导，更没有接受过任何关于住院病人团体心理治疗的专门训练，所以这一争论就更难解决了。

各专业之间的竞争对住院病人团体治疗的各个方面都会产生影响。工作人员争着带领团体常常是为了享受被称为"治疗师"的权威感，以及体验病人快速康复给自己带来的自我满足感，而不是为了帮助病人有效利用治疗时间并逐步保养恢复。团体带领者在考虑治疗团体的数量、形式以及治疗次数时常以不打扰工作人员为原则，而不是更多考虑如何对病人最有利。例如，我曾见过某住院病人团体有 4~5 名带领者，这种设置并不是因为带领者越多治疗就越有效（事实上恰恰相反），而只是为了平息各专业之间的纷争。同样的原因，我们也会看到有的病房充斥着很多种特殊的团体治疗，而不是选定一种团体治疗形式然后每天按时开展活动。

这种专业之间的竞争是与治疗宗旨相悖的。众多带领者各自带领团体治疗，却没有机会与病房工作人员互相讨论、交换在团体中所发生的重要事件。工作人员对其他专业人员带领的团体缺乏兴趣，甚至不太尊重。显然，病房的日常工作人员（如全职护士与病房医师）对病人在众多团体治疗中的具体情况知之甚微。这种忽视严重阻碍了护士、治疗人员及精神科医师之间的交流。

我们常常无法从团体的名称上推测出这个团体究竟在做什么。例如，一个病房声称安排了正式的团体心理治疗，但是每周只有 1 次活动。病房里同时还有一个舞蹈治疗团体，每周有 3 个晚上的活动时间，竟然专门为此雇用了一名专业的舞蹈治疗师来带领团体。我曾参加这个舞蹈治疗团体，并向病人了解他们在这个团体中的感受，而后我发现称之为"舞蹈治疗团体"实在不算恰当：事实上，它是一个深入而有效的心理治疗团体，只是偶尔进行一些身体运动（如简短的非语言或完形练习）。病房中绝大部分功能良好的病人都参加了这个团体并给予了高度评价。这名团体带领者虽然是没有经过专业心理治疗训练的门外汉，但她已经有 15 年的团体带领经验并且技能娴熟。由于舞蹈治疗师没有机会与病房工作人员以及每个病人的个别心理治疗师进行沟通（她只在有团体治疗的 3 个晚上来病房），在团体治疗中所获得的信息可能产生的更多潜在治疗价值被白白浪费了。

对其他专业人员带领的团体缺乏理解与尊重导致了病房工作团队人员之间的不理解和不信任。我在某个病房参观访问期间，亲身观察了很多治疗团体，然后还举行了一次小型研讨会。在访问快结束时，我跟一个职业治疗专业的学生谈话，她愤愤不平地说，她认为运动治疗师是病房中最重要的团体治疗师，但却没有得到病房工作人员的充分尊重，包括那些我参观病房时访谈的以及受邀参加我的研讨会的治疗专家。此前，当我询问每周2次的晚间运动治疗团体都有哪些具体内容时，护士们用嘲笑的口气说它是"敏感的、肉麻的、奇怪的"，以一种危险的方式满足了病人的需要。然而，我查阅了该学生在观察团体治疗过程中做的记录，发现这名舞蹈治疗师除了偶尔会推荐如"信任背摔"或"团体拥抱"这类活动外，并没有特别关注成员之间的身体接触。尽管如此，病房里的其他工作人员却抓住这些细枝末节的小事并用它们来抨击治疗团体。这样的批评，不管是有意的还是无意的，都是有害的，因为工作人员的态度和行为向病人传递了关于治疗团体的某种负面信息，导致团体的有效性降低。

遗憾的是，在许多大学的附属医院，包括那些在国内处于顶尖地位的精神病专科医院，住院医师经常不带领治疗团体，而负责设计实习课程的医院对这一实践环节的缺乏只是寻找理由搪塞而已。在某个知名的精神病专科医院里，每名住院医师要负责7名住院精神病人，同时还身兼病房的其他管理职责。这些住院医师每天要工作12~14个小时，病房主任说很显然他们没有时间做团体治疗。我之前也提到过病房A的主任说，他的住院医师不能带领治疗团体是因为没有合适的专业督导。在另一所大学附属医院，病房主任说前几年住院医师是带领治疗团体的，但是现在住院病人数量的变化以及住院时间的缩短使得他们已无法高质量地完成团体带领的任务。督导者发现，在教学过程中，他不得不反复提醒这些住院医师要采用正确的团体治疗策略。很明显，治疗人员还不能理解和接受已经变化了的医学临床现状。尽管短程团体治疗对于深入了解团体动力学并不是一种理想的形式，但这就是当前住院病房的现实状况，而且很可能会就这样持续下去。

无论原因如何，精神科住院医师的培养计划中缺乏团体治疗的专业训练会造成严重的影响：由于住院病房的行政管理者几乎都由精神科医生担任，只要精神病学的教育计划中不包含团体治疗的专业训练，住院病人由缺乏专业知识和不支持团体治疗的专业人员带领的悲惨局面就不会改变。

事实上，大部分治疗团体由精神科护士所带领，他们对自己作为团体带领者的角色怀有复杂的情感。首先，他们中很多人没有接受过正规的团体治疗训练，因而对团体带领者的角色感到信心不足，甚至有一种不安全感。尽管他们很乐意带领治疗团体并感激精神科医师这样的"安排"，但同时他们也明白，精神科医生同意让护士带领团体是因为他们并不认为团体有多大价值。

由于护士们负责住院病人团体已有20多年的历史，所以他们很自然地拥有对团体治疗计划的管理权。近年来，随着其他心理健康专业人员（如娱乐治疗师、活动治疗师、运动治疗师）纷纷加入团体治疗领域，局面开始变得紧张起来。如此竞争的一个不幸结果是，团体带领者虽然需要专家督导，却很不情愿向管理者提出这种申请，他们担心自己的地位会被其他学科取代，以至于他们不能公开讨论其需要和不安全感。

许多精神科护士有多年的住院团体带领经验，并已成为技能熟练的治疗师，这同样会带来问题：尽管他们已具备治疗师的技术水平，但却不能像心理治疗专业人员那样得到应有的尊重和物质奖励，这使得他们内心充满了愤懑。每年或每半年都有精神科住院医师进入病房，这些住院医师对护士们有机会学习团体治疗的专业技能感到生气，觉得受到了很大的威胁。事实上，在大学附属医院的急性精神科病房中，新来的住院医师与富有经验的精神科护士之间的紧张关系是很普遍的现象。

我在一些私人医院看到一种不正常的现象。在他们的病房中，大部分病人是由几个开业医师送进医院的（主要接受躯体和药物治疗）。主治医师们不允许护士主持治疗团体，而是指定有意愿但没有接受过团体治疗训练的专业人士作为团体治疗师（在我参观过的病房中，有两个病房指定医院的牧师，另两个病房指定婚姻家庭咨询师）。这种做法立即在医生和护士之间引发了紧张反应。护士们感到生气，觉得自己被贬低了，工作积极性低落，他们坦率表示私人开业医师对病人的占有欲太强，不愿意与其他心理治疗师"共享"他们的病人，担心会因此而失去对病人的控制权，所以他们才让如此没有经验的人来担任团体治疗师，以最大程度地减少对自己的威胁。

我可以继续讲述医疗环境中关于团体治疗的诸多不尽如人意的故事，但我相信问题的关键已经浮出水面：各专业之间的竞争严重破坏了对病人的医疗护理，小型治疗团体的"所有权"问题在众多专业人员中造成了紧张的关系。确定团体带领者的人选是一件需要斟酌的事情，正如我之前所强调的，小型住院病人团体并非孤岛，而是病房中相互依赖的各部门所造就的复杂关系中的一部分。

住院病人团体治疗的焦点

对当前团体治疗实践中有关治疗焦点的讨论应该从"什么是还没有做到的"开始。在我观察过的大量住院病人团体中，没有一个是以"互动"（interaction）为治疗焦点的：团体治疗并未遵循"此时此地"的原则进行。我相信以互动为焦点是团体治疗有效性的必要条件，我将在第三章中详细阐述。

在所有的团体中（即使是那些由精神病患者、思维紊乱的病人组成的团体也不例外），帮助团体成员互动交流、相互理解，并从这种互动中获得领悟和学习，对病人而言具有重要的意义。

团体治疗师如果不懂得（或者不愿意）怎样运用团体互动，那么团体就会变得一团糟。我曾看到某治疗师接二连三的会谈都无法找到对团体有效的聚焦内容。团体治疗师如果不把治疗焦点放在团体成员之间的互动方面，那么就只剩下两种选择：即彼时彼地（then-and-there）问题导向和普遍话题（common theme）导向。不过，以上两种导向都存在严重的缺陷。

把焦点放在彼时彼地问题上的治疗师或许会检视病人来医院就诊的原因，或者他们在院外面临的主要生活问题，或者是病人对住院生活的抱怨以及关心的问题。这种探讨方法能得到的最好结果是，某位病人会说出与自己有关的一些重要事情并感到被其他病人所接纳，继而其他病人也可能会受到鼓励来表达他们的事情。

我观察到，团体治疗师最常犯的错误就是以某个病人所提出的彼时彼地的危机事件作为整个团体要解决的问题。这是一个最坏的选择，因为团体所提出的劝告或建议很少能切实解决病人在院外所面临的问题。首先，讲述者提供的资料总是不准确的。其次，病人自己有足够的时间思考解决办法或在个体治疗师的帮助下寻求可能的出路。而在不到 1 个小时的团体治疗时间里，凭借不全面甚至歪曲的信息，团体成员很难提出对病人有用的解决办法。这样做对团体来说无疑是一次失败的体验：不但会造成士气低落，还会削弱成员们对团体的信心。

在小型治疗团体里讨论病房及行政管理上的问题也是徒劳的。一方面，参与管理的主要负责人员通常不在团体中；另一方面，完全可以通过其他途径——如病房生活交流会——来讨论此类话题。但最重要的是，这种做法浪费了宝贵的治疗时间：把小型治疗团体变成了发牢骚的会议或管理会议，增加了病人对治疗的阻抗，用阴郁的现实扼杀了病人可能发生积极改变的机会。

许多团体治疗师会做的第二个选择是把团体治疗的焦点放在普遍话题上。例如，当一个病人讨论自杀、幻觉、失败、不信任，或任何其他人际互动及内在感受方面的话题时，治疗师会鼓励其他病人表达他们的个人体验或对该话题的态度，来提高团体成员的参与度，但这样的方法存在一些缺陷。

由于大多数病人对与己无关的主题讨论缺乏动机，最后导致这样的话题讨论常常显得漫无目标且过度理智化。团体会谈以话题为导向进行讨论，而不是以相关的个人具体问题为导向进行讨论。这样的团体治疗经常使得病人感觉到尽管讨论的内容很有意思，但并没有真正解决困扰自己的问题。

许多病房的团体单从名字上看就知道与团体互动相悖。这些名字与团体实际上关注的焦点毫不相关。例如，有一个治疗团体叫"生活决策"，另一个叫"家庭生活"，还有一个叫"决策制订"。这些团体名称已经使用了很多年，而且从未说清楚团体究竟在做什么。我观察过这个叫"家庭生活"的团体，在此团体的8名成员中，有7名是未婚独居者！

我经常看到很多受过良好训练的临床医生却不能成功带领团体，因为他们不懂得如何把团体的注意力转移到正确的方向上来。举一个例子：1名护士和1名高年资精神科住院医师共同带领一个9人团体，在会谈开始时，有两位新成员问带领者，团体治疗应该如何进行。带领者对此未做任何引导，而是把问题抛给了团体。很快，一位名叫莫里斯（Morris）的病人表示，他觉得团体并没有什么作用，因为他的问题是失去了工作，没有钱，不得不在各个方面减少开支，而现在他发现已经没有什么地方能减少开支了。在60分钟的会谈中，超过45分钟的时间都耗费在莫里斯向两位不知所措的治疗师和其他8位病人喋喋不休地讲述他的失败经历上，一些病人显然很不感兴趣，另一些病人则表现出似乎无所谓的样子。在该团体治疗中，治疗师所做的唯一干预就是鼓励房间中其他有经济问题的病人与团体分享他们的故事。

然而，彻底被忽略的事实是团体治疗的时间被白白浪费了，莫里斯对团体中其他成员造成了不良影响。他就像一张坏唱片：在病房中的其他团体里，他也总是反复诉说自己的财务困难。因此，其他病人发现跟他在一起的时间是令人抓狂的：他们在团体中和病房里都避免和他接触。莫里斯被孤立已成事实，但团体却从未把此作为公开讨论的主题。团体对他的财务困难是无能为力的，但团体成员们却可以做很多努力来教会莫里斯，让他明白他是如何驱使别人离开自己从而导致最终被孤立的下场的。（他的妻子离开了他，孩子们和朋友们躲着他，但这些问题并非如他认为的是因经济困难引起的，而是由于他过于强迫地关注金钱、过分关注自我以及对他人的需求不敏感造成的。）

这个团体的带领者是受过良好训练的个体治疗师，在任何情况下，他们都不会把大量宝贵的治疗时间专门花在某种具体的症状上。然而，在团体治疗中，他们却犯了这样的错误。带领者没能把握住任何可以利用的互动机会，例如：讨论其他成员对莫里斯重复和独自占用团体时间的感受，团体成员的不参与，团体成员对于治疗师不能有效带领团体而产生的愤怒和挫折感，等等。我经常观察到一些很好的、成熟的治疗时机就是因为治疗师不能或不愿把焦点放在"互动"上而白白浪费了。

再举一个例子：在我观察过的很多住院病人治疗团体中，很少能看到治疗师将成员的注意力集中到团体中的重大事件上——"我的存在"（my presence）。毫无疑问，每个团体成员都会对陌生人来观察团体会谈产生一些想法。团体成员会想象我在这儿观察的作用是什么？我与治疗师是什么关系？或者我会如何处理在观察中获得的信息？关于这些问题，团体带领者都没有向大家解答说明。

同样，团体中出现的其他事情也没有得到关注：团体成员觉得无聊、不安，以致毫无理由地离开团体；在会谈过程中起身互换位置；打断别人说话；打瞌睡；故意诱导治疗师；成员在相互交流中暗含不恰当的敌意或亲热的话外音，等等。治疗师任由这些事件一而再地在团体中发生而不予处理，将使团体变得不真实、无关紧要且徒劳无功。而这些事件如果能得到恰当的处理（我将在后面的章节中介绍这些处理方法），就有可能转变成具有治疗意义的有利条件。

团体治疗师不能聚焦到互动上是因为在传统的团体治疗方法中缺乏此项专门训练。促进团体互动并帮助成员通过自我观察而进行学习，这是一项需要团体训练和督导才能习得的技巧，但目前大部分专业教育课程都没有提供这一内容。

还有另外一个原因：许多治疗师对互动方式感到恐惧。很多临床医师，尤其是病房负责人（他们通常很重视医疗法律问题以及如何维护本医院在整个精神病学界的良好声誉），将此时此地的治疗取向等同于面质、冲突、会心团体（encounter groups）、"热椅"（hot seat）或者高强度对抗（heightened intensity）。在我看来，这是一个错误的认知；本书的主要目的就是要阐明如何运用此时此地的方法建构起支持性、鼓励性和促进性的团体氛围，使之适合各种病人，包括最严重的急性精神病患者。

无论如何，那些逃避使用"互动"方法的治疗师将会感到焦躁不安和充满困惑，他们因为没有一种贯穿始终的核心理论以及相对应的策略和技术体系而难以树立对团体治疗的自信。

所有这些因素——对团体治疗的低估，缺乏持续的、定期举行的团体会谈，各专业学科间对带领权的竞争以及不能有效地聚焦于此时此地——都限制了住院病人团体治疗的潜在有效性。尽管存在这些不利因素，治疗团体的内部力量依然发挥了持续有效的作用。

第二节　住院病人团体心理治疗的有效性

关于有效性的争议

尽管正式开展团体治疗已有 40 多年时间，但许多急性病房的医疗主管对住院病人团体治疗的有效性仍抱有很大怀疑，并选择不在病房中进行团体治疗。在美国，不管在何时或者何地，接受团体治疗的病人都与接受个体治疗的人数不相上下。在所有的临床机构里——从众多的门诊医疗机构，到监狱、慢性精神病医院、心理障碍病房、工读学校、肥胖症门诊、戒烟项目等——都证明团体治疗是有效的。可为什么在急性精神科病房中，会提出有关团体治疗有效性的争议呢？

在一些病房中，团体治疗因行政主管抱持的某种特定临床取向而得不到支持。在精神科住院医师培训体系或者护校的正规课程中，均很少提供团体心理治疗训练，更勿论住院病人团体心理治疗的培训了。除非病房主任或临床护理人员接受过团体治疗的研究生课程教育，否则无从通过别的途径获得团体治疗方法的训练。因此，我们不能期望他们会重视自己并不熟悉的某种治疗模式。

在另外一些病房中，关于团体治疗是否有效的争论，实际上是对另一个话题——专业领地的争论。从传统的角度来看，住院病人的团体治疗通常已落入护理人员的掌管范围。但是，如果病房主任和主治医师认为（这种情形经常发生）护士、职业治疗师或者其他医疗辅助人员不具备心理治疗的资格，那又会怎么样呢？在这样的情形下，团体治疗就会被说成是无效的，得不到支持或被贬低。

还有其他关键问题同样引起了争论。很多临床医生质疑，在当前急性住院病房中，团体治疗是不是一种切实可行的治疗形式。他们特别指出了急性病房中存在的两大棘手问题：住院时间短和疾病范围广泛（从轻度的神经症到严重的精神失常）。面对这样的情形，团体治疗还有效吗？毕竟，团体成员的稳定性和其自我功能水平的一致性通常被认为是团体凝聚力和治疗氛围的先决条件，它们对团体有效运行是至关重要的。

上述争论并非没有道理。下面，我将简要回顾"传统"的团体治疗（最初为其他临床机构而建立）直接应用于住院病人可能确实无效的一些研究结果。现代急性精神科病房的临床条件显然跟传统的住院病房有着巨大差异，因此必须对传统的团体治疗模式进行彻底的修订才能适应这种变化。这是一项艰巨的任务，但并非难以克服。本书的任务正是描述一种针对这些新的临床变化而提出的一套治疗方法。

要想说服病房的行政主管心甘情愿地为团体治疗计划投入时间和精力，就必须让他们确信住院病人团体治疗是有效的。对团体治疗师来说也是如此。研究证据表明，病人对治疗越有信心，最终的治疗效果就会越好。该研究同样适用于治疗师：如果一位治疗师在治疗开始时坚信治疗过程对病人是有帮助的，那么对应的治疗效果就会越好。反之，如果治疗师对自己的治疗方法有着深深的怀疑，那么治疗的有效性就会受到限制。

如果想要设计一种有效的住院病人团体方案，必须从医务人员对团体有效性的信念入手。有鉴于此，我将呈现有关住院病人团体治疗有效性的证据。由于我写本书的目的是为了给"一线的"从业者提供临床指导，而不是对研究进行评论或分析，因此，在本章我只叙述团体有效性的结论，而对于团体有效性研究方法的描述与评估则不再提及。

研究证据

探讨住院病人团体治疗有效性的研究人员已经使用了两种基本的方法：一是检验治疗效果与住院病人治疗计划之间的关系；二是获得病人对团体治疗有效性的回顾性评价。让我们分别看一下这两种方法的研究情况。

团体治疗效果和住院病人团体心理治疗

在所有可行的研究方法中，如何才能设计一项可靠地评估团体治疗有效性的研究方案呢？方法之一是将大量急性病房病人随机并有策略地分配到不同形式的治疗团体以及一个无需接受团体治疗的对照组中。除此以外，每位病人的其他治疗计划则是相同的。这样，治疗结果就会得到系统且客观的测量，还可以评估不同类型的团体与治疗效果之间的相关性。

但是，这样的研究从来没有人做过！将来也不会有人去做。由于研究方法的难度太大，在现代急性病房的住院团体治疗领域，几乎没有进行过十分严谨的研究。此外，由于近年来住院病房管理体系经历了许多重大的调整，使得以前做过的许多研究结果已与现状甚少相关。因此，我们只能退而求其次，选择不那么完美的研究：有的研究在方法学上存在些许瑕疵，有的研究是在不同但相关的临床环境中进行的。

一项特别重要的研究证据是在很偶然的情形下发现的。一组研究人员对大量被随机分配到短程或长程住院病房中的病人进行调查。研究者的目的是了解治疗效果与住院时间之间的关系。他们发现：与长程病人相比，短程住院病人的进步更明显。

研究者感到好奇：病人病情的明显好转究竟是单纯由住院时间决定的，还是存在其他因素？让他们意外的是，研究结果表明，长程病人和短程病人之间疗效的不同，几乎完全可归因于短程病房中进行了大量的团体治疗。不论是短程病房还是长程病房，接受团体治疗的病人均比未接受团体治疗的病人有极为明显的进步（尤其在社交技巧方面）。

接下来，同一批研究者对病人做了一项为期三年的跟踪研究，报告了另一个有趣的发现：那些住院期间接受团体治疗的病人，出院后在门诊更容易接受团体治疗。这一发现尤为重要，因为只有配合适当的出院后治疗，精神病短程住院治疗才能真正产生效果。正如大量研究资料所显示：团体治疗是病人出院后治疗过程中特别有效的一种模式。

另有研究指出，在开放式急性病房中开展团体治疗，可显著降低病人被转到封闭病房的概率（尽管团体治疗本身不会影响出院率），并降低入院被诊断为焦虑反应的病人的复发率（酗酒和慢性精神分裂症病人除外）。

以上研究资料没有很好地解答"住院团体治疗是否有效"这个问题，而我们还需要回答另外一个与临床更相关的问题：哪种形式的住院团体治疗对哪类病人有效？

一项经过严谨设计的研究比较了四种不同的团体治疗的疗效：

1. "过程/病人聚焦治疗团体"（process/patient focused group）：一种支持性治疗团体，带领者的任务是对病人之间的互动过程进行澄清和解释。

2. "行为治疗团体"（behavioral task group）：团体的带领者为每位成员制订个性化的、行为导向的治疗计划。

3. "心理剧/格式塔治疗团体"（psychodrama/gestalt group）：以情感唤起

为主的团体，要求团体中的每位成员轮流体验并确认强烈的情感过程。

4. 对照组：其成员在病房内不接受任何团体治疗。

研究者发现这些团体在有效性上存在显著的差异：过程/病人聚焦治疗团体明显比其他两种形式的治疗团体及对照组有更好的疗效。行为治疗团体总体上没什么效果；而心理剧/格式塔治疗团体被证明与治疗效果相悖——参加该团体的病人的症状反而加重了。

其他研究者也指出，以传统精神分析方法带领住院病人团体治疗（指不主动干预、非指导性、以内省为导向的带领者）是无效的。这些研究表明，将适合某种设置（门诊病人的长程治疗）的临床工作方法照搬到另一种设置中可能是不合适的。

团体心理治疗方案的拟定需满足特定类型病人的特殊需要。我们有充分的证据支持以下观点：精神病人如果参加非指导性、以关注内省和情感唤起为主要目标的团体治疗，情况会变得更糟糕。

综上所述，研究证据表明：与不参加团体治疗的病人相比，参加的病人能获得更好的疗效；某些团体治疗方法比其他方法更有功效（非指导性、非结构性、以内省为导向的精神分析方法在住院病人治疗中似乎不太有效）；传统的团体治疗模式可能会使精神病患者的情况变得更糟。

像所有的心理治疗一样，住院病人的心理治疗或许可以使病人变得更好，也可能使其变得更糟：适当的团体治疗可以带来明显的治疗效果，而不恰当的治疗模式则可能与治疗目标背道而驰。

病人的回顾性评价

一些研究者曾报告过，他们对那些快要出院的病人进行调查，询问病人对团体治疗的看法，以及他们对住院期间所接受的其他各种治疗形式（比如，研究中最常见的个体心理治疗、药物治疗、一对一的护理治疗、职业治疗、活动治疗以及生活座谈会等）的比较评价。

这些研究告诉了我们什么？首先，应注意到这中间有着很大的差异性。住院病房可提供的治疗模式非常广泛，几乎有点像在自助餐厅就餐，不同的病人会选择对自己最有用的治疗模式。

总体来说，研究一致认为，病人对由他们的精神科医生主持的个体治疗评价最高。然而，这并不意味着个体治疗是绝对的首要选择。即使每个住院病人每周都由经验丰富的精神病医生对他们进行 3 ~ 5 小时的个体治疗，也只有不到 50% 的病人会认为个体治疗是他们最重要的治疗模式。如果病房提供每周至少 3 次的团体治疗，那么毫无疑问，团体就会成为病人的第二选择。

在许多报告中都提到的另外一个重要发现是：病人评价较高的治疗模式多数都是基于人际关系的。排名最靠前的四种疗法分别是：由精神病医生主持的个体治疗、团体治疗、与护士的一对一谈话以及与其他病人交谈。与人际交往较少相关的治疗模式（比如，手工艺、病房活动、药物治疗或者生活座谈会等）则被绝大多数病人认为疗效不明显。很显然，住院病人在寻找一些有意义且富有支持性的人际互动来进行自我修复。

回顾性研究的结果还表明，不同类型的病人可以从不同类型的团体治疗中获益。边缘型病人和情感障碍病人对团体治疗的评价很高，他们通常会把团体治疗看得比个体治疗更重要。此外，他们倾向于参加更具挑战性的团体，这类团体希望病人对自己的治疗承担更多的责任，并聚焦于团体成员之间的互动过程。

精神分裂症病人对团体治疗的评价一般不太高。在一项研究中，他们把团体治疗排在 9 种治疗方法中的第 3 位（在个体心理治疗、与其他病人交谈之后）。他们通常更喜欢富有支持性、对他们的要求少并且不会让他们意识到自己没有能力完成任务的团体。在精神分裂症的不同临床亚型中，偏执型病人对团体治疗体验感到不满的现象尤为普遍。

一项大型研究的结果非常清楚地表明，不同诊断类型的病人对团体治疗有着不同的喜好及评价。在这项研究中，住院病人每天参加两个治疗团体：一个是会议团体，由半数病房成员组成，是一个支持性、低目标、低挑战的团体；另一个治疗团体由交流能力较高的病人组成（功能团体），成员被要求对自己的治疗承担更多责任，因此对他们来说更有挑战性。（研究期间，病房并未对大部分精神病人和退行性病人提供较低水平的团体治疗。）研究发现，精神分裂症病人与边缘型或情感障碍病人对团体治疗表现出了完全相反的喜好。在 11 种病房治疗活动中，那些同时参加了两种团体的分裂症病人把会议团体排在第 3 位，而把更有挑战性的功能团体排在第 7 位。相反，边缘型病人把功能团体排在第 1 位，把会议团体排在第 5 位；情感障碍病人则把功能团体排在第 2 位，把会议团体排在第 5 位。

上述文献研究得到的共识是：重性精神病患者最适合支持性、以现实为导向、结构化的团体治疗，倾向于被强调症状的愈合而不是更加开放。在非结构化的团体中，他们会变得更为焦虑，且在团体中进行自我暴露时会表现得更差。一项对临床文献进行全面回顾的研究也得出了相同的结论：与以内省为导向的团体治疗相比，在以现实或活动为导向的团体治疗中，重性精神病人的表现要好得多。关于日间留院治疗中心团体治疗的一项回顾研究也发现：以内省和解除压抑为目标的团体治疗对精神分裂症患者是不适合的。

对文献研究的总结

通过文献研究，我们对住院病人团体心理治疗可以得出以下结论：

1. 团体治疗是住院病房中一种有效的治疗形式。它确实可以提高疗效；

病人在出院时也给予它高度评价；接受住院病人团体治疗的病人在出院后寻求后续治疗方案的可能性更大。

2. 团体治疗的形式非常重要。传统的团体治疗方法更适合神经症性门诊病人进行长程治疗，对急性住院病房而言并无疗效，甚至会妨碍治疗效果。因此，急性住院病房的团体治疗技术需要进行重大的调整。

3. 住院病人团体治疗的技术必须适合不同类型病人的特定需要：诊断结果不同的病人需要不同的团体治疗方法。有充分的证据表明，重性精神病人和其他类型病人需要的团体治疗方法是完全不同的。

团体治疗值得做吗

除了研究证据外，从理性 – 人本主义的观点出发，专业人员也倡议在急性住院病房中提供积极的团体治疗。

首先，从病人的住院原因来考虑。尽管病人们表现出来的临床症状差别很大，但大部分住院病人的精神异常都与其所遭遇的人际危机有一定关系，经常是丧失了某种重要的人际关系或者面临丧失的威胁。此外，绝大部分病人长期因人际问题而备受折磨，例如，孤独和寂寞、缺乏社交技能、与性相关的问题、围绕权威的争斗与冲突、愤怒、亲密关系、依赖等。如果病房工作人员希望与病人建立共情式的治疗关系，他们必须关注这些人际关系方面的问题。

团体治疗可通过两种重要途径来探讨这些人际问题。第一种途径，团体是最佳的治疗场所，在此病人有机会尝试、探索和矫正不良的人际互动模式。团体为病人出院后的人际适应提供了有效的指导，可以帮助病人理解他们的行为是如何阻碍自己与周围人建立令人满意的人际关系的。此外，团体还为病人提供学习社交技能的机会。

其次，住院病人治疗团体有助于提高病人在住院期间与其他病友进行交往的能力。许多研究指出，病人之间的关系是疗效的一个重要决定因素。非正式病人团体及人际关系对住院的治疗效果具有很大的影响作用：病人可以互相支持、关心或者指导，也可以彼此威胁、孤立或者使他人产生困惑。通过高度关注病人间的关系，治疗团体增强了病人之间的互相协助，而不是侥幸地等待这种建设性的人际关系自然发生。按正确方法带领的住院病人治疗团体，可减少病人间的冲突，接纳、帮助那些孤立和退缩的病人融入团体，促进团体凝聚力和病人之间的互相尊重，并打破人际互动中因恐惧和墨守成规而产生的障碍。

住院病人团体治疗不仅能满足病人对人际交往的基本需要，同时也是临床治疗情境所需要的一种治疗方式。通常，在住院病房中，病人被完全包围在一个复杂且极具权威性的社会系统中。医务人员将病人视同封闭的单细胞生物，仅仅提供药物和个体治疗。这是一种严重的疏忽，病人因此而被剥夺了从该社会系统中可能获得的许多其他治疗。病人每天有 16 个小时醒着，与其把这 16 个小时浪费在只为消磨时间的无聊活动中，还不如提供适当的支持和引导，让病房里训练有素的专业人员为病人开展有意义的治疗活动。

自两百年前的人道主义治疗改革运动以来，精神病院的宗旨就是帮助病人融入一个治疗性的社会系统中。这一思想一直深深植根于现代精神病治疗的理论原则中。尽管当前精神科病房转向以危机为导向和病人的快速流动使得治疗性社会系统的概念已显得过时，但其中所包含的思想要素——如病人的支持、责任以及社交训练等——依然存在，并且可以在小型团体治疗中得到体现。

一个病房如果缺乏积极的团体治疗方案，不仅无法给病人提供全面有效的治疗模式，也会使得工作人员丧失向病人提借支持性治疗环境的能力。在没有团体治疗方案的病房中，工作人员的士气通常都很低落。他们被告知只有一对一的治疗师（通常是精神科医生）是有效的治疗者，其他工作人员的作用只是保护和收容管理，使病房更加有序，并负责填充个体心理治疗以外的时间。

这种刻板的治疗模式势必导致工作人员的不满。护理人员认为他们拥有开展有效治疗的专业技能，但这些能力在医院的规定下却毫无用武之地。每个病房主任都明白，员工的不满和士气低落绝对不是小问题，它可能引起不同学科之间的冲突、对病人的忽视、高缺勤率以及员工流失。此外还有证据表明，员工的不满和冲突，尤其在隐蔽和不公开表达的情况下（缺乏团体治疗方案的病房常常也同样缺乏为员工提供支持、发展和解决冲突的长效机制），将不可避免地影响病房治疗的有效性。

第三节　结论

总之，住院病人团体心理治疗方案显然是有效的。无论是前瞻性还是回顾性研究均表明，住院病人团体治疗可以充分有效地利用病人的时间以及医院和医务人员的资源。积极参与团体治疗的医务人员常常会体验到一种充实感、价值感和挑战性；因此，他们会有更高的热情为病房治疗计划的各个方面做出努力。

但是，有效的团体带领需要具备专业的技能。个体治疗或门诊病人团体治疗的专业培训并不能使人成为合格的住院病人团体治疗师。急性住院病房是一种极为特别的临床机构，我们需要对团体治疗技术进行大量的修正。在接下来的章节里，我将阐述即便在极为繁忙的住院病房中也能有效带领团体治疗的策略和一系列专业技巧。

第二章
住院病人团体治疗的基本原则

在本章，在简要回顾"传统"团体治疗的基本原则后，我将介绍急性住院病房的临床特征，并说明为有效开展住院病人团体治疗而在技术上必须要做出的一些重要修正。

最近30年来，团体治疗的发展非常兴盛，要在这错综复杂的众多形式中去发现"传统"团体治疗的核心内容，需要具备极高的洞察力和想象力。但是，所谓的传统团体治疗，都是适合神经症病人的长程门诊治疗。有关团体治疗训练的专业课程以及如何带领团体治疗的教科书都把焦点放在这种类型的治疗上。

这种高度关注长程门诊团体治疗的传统有很多原因。首先，长程团体治疗的知名度较高，它是最早被广泛应用的团体治疗形式，有关这种方法的研究早在20世纪40年代就大量出现于心理治疗文献中。这不仅是由于为数众多的临床医生观察并发表了关于门诊病人团体治疗的研究报告，还因为这种治疗形式本身也比较容易进行研究。门诊团体比较稳定，大部分病人有治疗动机并且愿意配合研究，治疗师和病人在一起的时间非常充裕，有利于研究的顺利开展。

相反，有关住院病人团体治疗的知识则非常匮乏，这使得这种团体治疗的开展更加举步维艰。首先，资深临床医生不带领住院病人的治疗团体，他们很少长时间在病房内停留。行政管理上的混乱导致资深员工频繁调动，或者因为晋升至管理岗位而使他们很少直接接触到病人。其次，当前住院病房的临床设置也严重阻碍了研究的进展。

然而，从总体上来看这个领域还算比较幸运，因为门诊病人团体治疗的原则比任何一种个体治疗方法都更容易整合，大量的专业知识于是因此积累起来。团体治疗的范围非常广泛，包括：自信训练团体、院外康复团体、精神分析团体、癌症病人临终关怀团体、物质滥用团体、戒烟团体、格式塔团体、交互分析（TA）团体，等等。由于团体治疗的形式太多，不可能在一个团体训练课程中就全部学会。因此，教育者的最佳选择就是传授一些适用于大部分团体治疗形式的基本原则与方法，然后期望学生们可以将此灵活地应用到他们所面临的独特临床情境中。我的教学就是遵从这样的模式进行的。

第一节　传统团体治疗的原则

临床设置影响治疗形式，因此应当作为发轫之始。所有临床医生都明白，特定的临床设置因素（例如，病人的疾病类型和严重程度、治疗动机、治疗时长以及经济方面的因素）决定了治疗目标，而治疗目标则决定了团体中的疗效因素，并相应地决定了治疗师应选择哪些合适的策略和技术。

临床设置

典型的门诊病人团体由 6～8 名病人组成，每周进行 1～2 次治疗活动，每次约 90 分钟。病人持续参加团体的时间为几个月或者 2～3 年，成员的流动性很小，通常在几个月内，团体中的病人都不会有什么变动。病人基本能适应其生活环境，但也可能会出现阶段性的情绪问题，或受潜在的心理症状或者性格问题所困扰。治疗师会尝试建立一个涉及不同问题（如不同症状类型、不同人格问题）但个体自我强度（ego strength）相同的团体（例如，一个由神经症性和人格问题病人组成的团体，通常不会包括重性精神病和严重的边缘性障碍病人）。

治疗师（或者协同治疗师）选择病人时很谨慎，会对他们进行 1～2 次的个别会谈，帮助他们为团体治疗做好充分准备。治疗师带领团体的时间至少持续一年，而且一般都是自始至终地带领这个团体。病人也可能会在个体治疗时见到团体带领者，但通常，他们与带领者的接触仅限于团体治疗中。

治疗目标

长程团体治疗的目标颇具野心，它与长程、密集的个体心理治疗目标很类似。团体治疗师希望病人不仅可以缓解症状，同时还能改变性格结构。团体治疗帮助病人识别并修正长期适应不良的人际互动行为模式，这一改变不仅有助于解决当前危机，而且还可以改变病人的内心体验及外部行为模式，从而将潜在的危机扼杀在摇篮里。

疗效因子

我发现，借助一个简单而天真的问题可以澄清我对团体治疗的看法："团体治疗是如何帮助病人的？"通过对临床研究和临床医生的共识进行总结，我们可以得出团体治疗的一系列基本疗效因子。① 这些疗效因子提供了一个理论结构，将整个团体治疗领域联接为一体。这些因子代表了治疗的核心，虽然各种团体治疗的外部形式千姿百态，但发生改变的基本机制则是同样的。然而，不同的团体（对应于不同的临床设置和治疗目标）可能侧重于不同的疗效因子组合。确实，如我们所见，同一团体中的不同病人可能会受益于不同的疗效因子。我曾经提出的疗效因子包括：

1. 希望重塑
2. 普同性
3. 传递信息
4. 利他主义
5. 对原生家庭的矫正性重现
6. 提高社交技巧
7. 行为模仿
8. 宣泄
9. 存在意识因子
10. 团体凝聚力

---

① 在早期的书中，我把这些因子描述为"治愈因子"，但"疗效因子"这种提法更符合实际。

11. 人际学习

以下对这 11 个疗效因子进行简要说明。

希望重塑

治疗团体可以有效地帮助那些情绪低落和悲观的病人重塑希望。由于团体成员们的精神状态各有不同，处于从完全崩溃到有应对能力这两个极端的中间，因此，他们可以通过观察其他成员在治疗中取得的进展而获得希望，特别是观察与他们有相似问题的成员。

普同性

病人进入团体治疗时常常忧心忡忡，认为自己是唯一的不幸者，只有自己才经历过这种恐惧的体验或无法承受的冲动及幻想。当在团体中听到其他人暴露相似的忧虑、幻想和生活体验时，成员的自我独特性感受就能得到相当程度的缓解，产生"回归正常人群"的感觉。

传递信息

治疗团体总是或含蓄或明确地向团体成员传递一些信息。有的团体治疗（如匿名戒酒会、康复团体、出院预备团体或压力管理团体）极具结构性，会将教学计划纳入其中。其他低结构化的团体会在治疗结束时向成员提供一定的解释和说明，帮助团体成员充分理解症状的意义、人际互动和团体动力的相关知识以及心理治疗的基本过程。

利他主义

当完成团体治疗的病人回顾整个治疗过程时，他们都会肯定其他团体成员对自己的进步起着非常重要的作用。刚进入团体的病人通常情绪低落，深感没有能力帮助自己，并且对别人也毫无价值。但当了解到自己对其他人是有价值的时，这种体验会使他们振作起来并重拾自尊，同时也会帮助他们从病态的自我沉溺中走出来。

对原生家庭的矫正性重现

团体治疗情境在许多方面都类似于早期家庭，病人很容易重新体验到早期家庭中的冲突感受。然而，治疗师会不断挑战病人适应不良的行为模式，并且阻止这种行为模式固化为一种刻板僵化的人际结构，从而修正原生家庭对病人行为模式造成的深刻影响。因此，在团体治疗中，不仅仅是对早期家庭冲突的重现，还是一种矫正性的重现。

提高社交技巧

所有的治疗团体都会帮助病人提高社交技巧。有些团体会直接让成员进行角色扮演，去体验一些有难度的社交场景（例如，求职面试或者发出约会邀请等），然后让其他成员提出指导性的意见。另外有些团体则会间接地通过人际互动来帮助成员学习哪些是适应不良和"拒人于千里之外"的社交行为，如何进行改善以提高其社交技巧。长程的团体成员可以学习如何倾听，如何回应他人，如何更少地进行评价、更多地体验和表达共情，这些技巧在未来的社交中具有很大价值。

行为模仿

团体成员经常会像模仿治疗师那样去模仿其他成员。即使这种模仿是短暂的，但尝试新行为的过程却可以成为改变旧有固定行为模式的有力催化剂。很多缺少积极性的团体成员都从"替代治疗"（vicarious therapy）中获益，即通过观察具有类似困扰的成员的治疗而获益。

宣泄

开放的情绪表达和情感释放是团体治疗过程中重要的一部分。但它只是治疗的一部分，因为情绪宣泄本身很难产生持续的治疗效果，所以重要的是让团体成员学会如何表达感受，并让他们体会到在人际交往中表达情感并不是那么恐怖。

存在意识因子

在心理治疗中，存在主义理论的基本观点是，焦虑以及大多数心理问题都源自人类所面对的关于"存在"的基本维度：死亡、自由（责任和意志）、孤独、无意义。治疗团体可以通过成员间的公开讨论和分享来直接涉及关于存在的相关主题，也可以通过聚焦于一些具体事例而间接地涉及与存在相关的主题。例如，一个团体可以通过强调"责任"来达到治疗效果，要求成员必须对团体的有效运作负责，而且要对自己在团体中扮演的角色所发挥的作用负责。另举一例：当病人在团体中纠结于孤独感与人际关系时，关于孤独的基本维度即蕴含其中。病人会了解到人际关系的作用及其限制。在团体中与他人建立亲密关系会改善孤独感，但不能完全消除它；每个人都不得不接受人际关系的局限性，并学会面对"存在"所必然伴随的孤独感。

团体凝聚力

团体凝聚力是指一种群体感，被团体所接受、自觉是团体中的一员所产生的价值感，类似于个体治疗中的"咨访关系"。但是，团体凝聚力的概念较广，它不仅包括病人与治疗师的关系，也包括团体成员间的相互关系，同时还包括病人与整个团体的关系。团体凝聚力是所有疗效因子中最为普遍的一个，所有的治疗团体都通过让团体成员体验到归属感而发挥帮助作用。由于人际交往的意识和技能受损，大多数精神病人缺乏亲密关系，很少有机会与他人进行情感分享及彼此接纳，且一般而言都很缺乏团体经验。对这些病人来说，团体中的分享体验、被接纳的感觉以及与团体中其他成员成功交流的经验，都会促进团体治疗的成功。

人际学习

人际学习这一疗效因子不像团体凝聚力那样普遍，有一些形式的团体（例如，癌症病人支持团体、行为治疗团体、匿名戒酒会或康复团体之类的激励性团体）并不包括该疗效因子。然而，当团体的目标是旨在识别和矫正社交行为时，人际学习这一疗效因子就显得特别重要。它是比较复杂的，也是住院病人团体治疗中最常被误解和低估的疗效因子，因此我需要对它做更详细的讨论。

团体治疗中的人际学习类似于个体治疗中的自我认识（或内省）、移情的修通、矫正性情感体验等因素，人际学习过程包括对适应不良的人际关系进行识别、阐述和修正。

为了解释这一疗效因子的基本原理和操作方法，我需要先描述与此有关的三个理论假设：

1. 人际互动理论
2. 团体如同社会缩影
3. 此时此地

人际互动理论。首先，我认为团体治疗的基础来自人际互动理论。这个理论的基本假设是，一个人的人格结构受早年人际互动关系的影响所形成，病人当前的症状是其人际关系障碍的体现。病人来寻求帮助时总是带着各种各样的症状主诉，但他们有一个共同的困扰，即很难与他人建立和维持令人满意且持久的人际关系。

团体治疗的表达方式是以人际关系为基础的。每位病人的主诉最终都会被转化为人际交往层面的问题，然后对此进行相应的治疗。例如，关于抑郁的人际关系心理治疗并不直接治疗抑郁，因为抑郁本身并不反映人际冲突，如不找出引起抑郁的人际冲突则很难治疗抑郁。因此，治疗师要探寻抑郁背后潜在的人际关系问题（抑郁症患者通常存在诸如被动、依赖以及对丧失的灾难性反应等人际困扰），然后再对这些问题进行相应的对治。

治疗师在团体中的任务是帮助病人详尽了解他们被扭曲的、扰乱的人际关系并加以矫正。但是，团体如何促进这个改变过程呢？一个由 7～8 位成员所组成的团体如何系统地去探究并改变每个人过去和现在错综复杂的人际关系？毫无疑问，没有一个治疗团体会为其付出时间和耐心。因此，要了解人际互动治疗过程，就需要了解另一个概念。

团体如同社会缩影。一个治疗性团体就如同一个社会的缩影。也就是说，只要给予足够的时间，一个人在治疗团体中的表现就会非常接近他在外部社会环境中的表现。同样，一个病人在社会中适应不良的人际关系模式也会在治疗情境中与其他人的互动中得到重现。例如，如果一个人渴望拥有亲密关系，但总以一种命令、操纵的方式与人打交道，结果发现自己总是被拒绝和孤立，那么他在团体中仍会不可避免地陷入同样的人际困境。那些在生活中表现谦虚、让人反感、恐惧亲密关系或喜欢竞争的病人在治疗团体中也会以同样的方式表现出来。

管中窥豹，可见一斑。在所有的治疗形式中，包括团体、个体及家庭治疗，治疗师都会假设他们在治疗期间观察到的病人的部分行为都是其日常行为模式的真实反映。这个原则在所有的治疗形式中都是一个关键要素，但它的作用在团体治疗中表现得最为充分。团体中囊括了形形色色的社会成员（男女、老少、同伴、竞争者、权威人物、受过教育和未受教育者、富人和穷人、三教九流各阶层的人，等等），对每个病人而言，团体就是一个浓缩的社会。

总之，人际学习的疗效因子基于人际互动的理论假设，无论病人的外显症状是什么，心理问题都可以从他扭曲的人际关系中找出根源。病人受困于扭曲的人际关系，而治疗师则帮助个体发展出更具适应性、更令人愉悦的人际关系模式。此外，团体治疗师假设病人适应不良的人际模式会在治疗情境中重现。通过帮助每位病人理解他们在治疗团体中的行为互动模式，进而使他们认识到自己在外部社会环境中表现出的更为广泛的人际行为模式存在怎样的问题。

此时此地。通过前面的假设可以推出以下结论：查明病人现实生活中的心理困扰所需要的资料就呈现在治疗室中"此时此地"的团体互动中。病人并不需要向团体提供关于自己过往生活的详细描述和人生波折的冗长叙述，因为更多准确而生动的信息，可以通过观察此时此地病人在团体中的人际互动过程而获得。此外，治疗策略的关键点在于，那些敢于修正不良的人际互动模式并在此时此地的团体中尝试新行为的病人，最终会将这种改变迁移到自己的现实生活中去。

因此，团体治疗的重点应聚焦于"此时此地"，即那些在团体治疗情境下所发生的事上，而团体治疗的主要工作应从非现实的任务（解决一些团体的"外部"问题）转为团体内的任务（帮助每位成员认识到自己与他人的交往模式是如何影响人际关系的）。

聚焦于此时此地对团体治疗功能而言是如此重要，因此我会在第四章专门对此进行详细讨论，但现在首先需要明确的是，除了促进人际学习这一疗效因子外，它同样也对其他疗效因子起着催化作用。

我们就以团体凝聚力为例来说。如果一个团体是有凝聚力的，那么成员一定认为它是有效的：他们相信团体能够帮助他们实现个人目标，也很乐于参与团体活动。一个强调此时此地并关注团体内互动关系的团体，一定是一个充满活力和具有高度凝聚力的团体。而最能削弱团体凝聚力的做法就是大家坐在一起勉强去听某位成员絮叨他的过去经历或者生活现状。那些失真而又混乱的叙述对很多成员而言几乎毫无意义，尤其是那些没有机会与讲述者建立亲密关系的成员。听众们最希望的是采取"轮流发言"的方式：每个成员都有机会将自己的生活难题呈现给团体，以期获得团体的支持和帮助。（遗憾的是，在一个成员快速流动的住院病人团体中，很多病人等不到自己的发言机会就出院了。）

如果团体聚焦于此时此地，治疗师需要明确地告知病人为什么改变人际模式是至关重要的，这样做成员通常会感受到团体治疗是与自己密切相关的，并且也是有效的。团体成员可以随时表达他们对彼此的观察或感受，如此就不会有任何一个团体成员感觉被忽视了。每个人随时都可能成为团体讨论的中心，在这样的互动团体中，病人会表现出更多的兴趣、更高的信心和参与度，最终形成更强的凝聚力。

聚焦于此时此地同样有助于提高团体成员的社交技巧。团体成员可以从他人那里获得反馈，并尝试接纳别人对自己的看法。例如，他们会逐步发现自身的哪些行为会使他人愿意接近自己，哪些行为则会让他人疏离自己。他们会领悟到潜意识中的自我阻碍：尽管他们渴望与人亲近，但其行为结果却总是与这一渴望背道而驰，令自己陷于孤立的境地。

对疗效因子的总结和回顾

前面我是把团体的治疗过程拆分开来，并对这 11 个疗效因子分别加以讨论，事实上它们并不是各自独立的，而是复杂地相互关联和彼此影响的。这些疗效因子互相促进，但在同一团体中，不同成员可能受益于不同的疗效因子，同一位成员在治疗的不同阶段也可能受益于不同的疗效因子。

我们可以归纳一下，在传统的长程团体治疗中，哪些疗效因子的潜在作用更显著一些。在大部分成功的治疗团体中，病人认为最重要的疗效因子是人际学习、内省和宣泄三者共同起作用。通过团体互动，病人了解了自己在他人面前的行为表现是怎样的，并开始察觉到他们固有的人际交往模式在现实生活中是不恰当的，从而开始发现未知的自己并逐渐尝试新的行为。在这些步骤中，没有一项是单纯依靠理智就能完成的，而需要同步配合情感的表达和被接纳进团体的感觉。更重要的是，病人发现他们自己终究要独自对生活负起最终的责任。因此，人际学习、宣泄、凝聚力和存在意识因子在长程治疗的中期和结束阶段起着重要的作用，其他较少被病人提及的疗效因子，如普同性、希望重塑、利他主义等则在团体的形成阶段扮演着重要角色。

值得注意的是，这些因子需要经过一段漫长的时间才能逐渐发生效用。人际行为模式的特征常常要经过极为缓慢的过程才逐渐显现出来。例如，某位成员可能在人际交往的初期是迷人的、慷慨的，但时间长了人们才发现他其实经常利用和剥削他人。通常需要几个月的时间，一个人的人际交往模式才可能充分得到展现，团体成员才能识别并对它进行回应，当事人才能领会和接受他人的反馈，理解这些行为的未知根源并逐渐尝试新的行为。团体的整体步伐须妥善控制，各项重要的问题也须得到彻底的修通。随着病人之间的相互了解越来越深，可以详细检视行为的每个细节。当然，结束团体是件大事情，告别过程总是艰难和耗时的。处理结束治疗所引发的团体动力学问题可能要花上好几次会谈的时间。

有关传统团体治疗的基本原则还有许多可说，但我的意图并非要对传统团体治疗进行全面阐述，而只是做一个简单的回顾，以此作为急性病房团体治疗的策略性修正的基础理论背景。

第二节　住院病人团体的临床设置

传统团体治疗尽管对门诊病人是有效的，但它对住院病人是无效的：现代急性精神科病房的临床设置已发生极大改变，因而需要对团体治疗技术进行大幅修改。让我们先来看一看住院团体治疗师必须面对的严酷临床现状。

1. 病人的流动率很高。病人的平均住院时间为 1～3 周，几乎每次团体活动都会有新病人加入。

2. 许多病人只能参加 1～2 次团体活动。他们没有足够的时间来进行结束阶段的工作。几乎每次团体活动都有某些成员要结束治疗，因此关注"结束"可能会消耗整个团体的时间。

3. 病人的精神障碍类型存在很大的异质性：重性精神病、神经症、人格障碍、物质滥用、青少年问题、情感障碍以及神经性厌食症等，都存在于同一团体中。

4. 所有病人都处于急性症状的困扰中，他们极力想摆脱精神症状和极度的绝望感，并不期望促进人格成长或者加深自我了解。只要脱离了危机状态，病人就会出院。

5. 团体中很多病人缺乏治疗动机：他们的心理活动可能比较单纯；可能不愿意参加团体；可能认为自己不需要治疗；可能经常无需支付治疗费用（因此不那么在乎治疗结果）；也可能对了解自己缺乏兴趣。

6. 治疗师没有时间去筛选病人或帮助病人为团体治疗做准备。

7. 治疗师经常被剥夺对团体成员的选择权。

8. 治疗师队伍的稳定性很差。很多治疗师在工作时间都需要轮班，通常不能参加同一团体的每一次活动。

9. 治疗师的角色不固定，病人经常在病房里看到他们的治疗师以其他工作角色出现。

10. 团体治疗仅仅是病人参加的许多治疗项目之一，另外，这些治疗也可能包含了团体治疗中的相同病人并且经常由相同的治疗师带领。

11. 团体缺少凝聚力，没有足够的时间让团体成员建立互相关心和信任的关系。

12. 团体没有足够的时间让成员逐渐意识到潜在的人际互动模式，也没有时间对此进行修通，没有机会讨论如何把学到的东西应用到日常生活情境中。

第三节　住院病人团体治疗的目标

住院病人团体治疗师最重要的一项工作就是设定目标，此目标需要与前面所述的临床现状相适应。目标设定包括两个独立但又平行的过程。首先，治疗师需要在头脑中先想好针对某个病人以及整个团体的治疗过程的计划和活动框架。与此同时，在团体治疗中，治疗师要分别帮助每一位团体成员设定明确的个人目标。本章我主要介绍第一个过程，即治疗师对团体目标的规划和设定。在第五章，我会讨论治疗师通过哪些途径帮助病人制订个人在团体中的具体目标。

如此强调目标设定的重要性并不过分。如果没有恰当的目标，治疗师和病人都会在治疗过程中飘忽不定，感觉焦虑不安。目标设定不适当则会导致团体治疗才开始就走向失败。我在前面描述过，在传统的长程治疗团体中，治疗师为神经症患者制定的目标主要是缓解症状和改变人格结构，但是对于住院病人团体来说，这些目标是不现实的。如果团体治疗师一意孤行，不愿放弃这一"雄心勃勃"的目标，那么他很快就会一败涂地，对团体治疗彻底失去信心。

过高的目标不仅是无效的，而且有时还会影响治疗效果。例如，一项临床报告描述了一位具有被害妄想的 26 岁的母亲，她认为自己的家庭被人监视，处于危险之中。在服用抗精神病药物之后，这种妄想症状得到了良好的控制，但她的精神病行为转为强迫性地要求每项家务活动都做得完美无缺。当团体尝试对她的潜意识动力系统进行探索（例如，对丈夫的愤怒、早年受虐经历、把对母亲的愤怒转移到丈夫身上，等等）时，她非常困惑不解，而她的精神病思维症状也因此加重了。当治疗团体改变策略，通过对她的强迫性防御机制进行强化并提供支持时，她开始有了改善。

我们真正需要的是一系列切实可行的治疗目标，即急性住院病人在一个极短的时间内所能达到的目标。但我要提醒大家注意的是：急性住院病人团体治疗的目标并不等于其住院的医学治疗目标。团体治疗师在这个问题上犯错的概率，与对住院病人团体采用传统长程治疗目标的概率差不多。当前精神科病房内短程住院的治疗目标是"缓解病人的问题行为，以便他们在出院后恢复社会功能"。医院病房有许多针对功能严重失调的病人的有效治疗模式：抗精神病药物、脱离不利的环境压力、改变自我伤害的行为、躯体治疗、环境治疗、行为矫正、放松治疗、限制行为等。每一种治疗模式都具有一定的治疗作用，但不会对所有症状都有效。比如，在快速减轻过度焦虑症状时，团体治疗远不及抗精神病药物、生物反馈训练或放松疗法有效。因此，将小型治疗团体的目标设定为改善急性精神病症状是不现实的，而且必定会导致团体治疗失败，并被认为是无效的。

到目前为止，我已经讨论了不恰当的团体治疗目标，那么对于住院病人团体治疗来说，到底什么才是合理的期望呢？

首先，病房的工作人员必须认识到心理治疗的确能提供一些帮助。有时，病房人员认为，精神病有一定的生物学遗传基础，抗精神病药物是普遍有效的，因此心理治疗只是供病人打发时间、增加趣味而已。然而，如我在第一章所述，这个结论毫无科学根据。

让我们用一个简单的模型来进行说明，尽管有点简化，但也许能够帮助人们理解心理治疗能起什么作用。假设一个人只要达到 100 分就会患上精神病，而其构成因素有两方面：生物遗传素质和现实环境压力。有些人很不幸，因为他的生物遗传性太严重，日常生活的微小压力就足以促使他发病。然而，其余大部分人只具有一定程度的生物遗传素质，只有在重大压力刺激下（很大程度上源于扭曲的、令人痛苦的人际关系）才会引发精神病（达到 100 分）。心理治疗的功能就是帮助个体避免和管理压力，从而有效降低个体罹患精神病的可能性。

引导病人进入双重治疗过程

住院病人团体治疗的基本目标是让病人参与到治疗过程中，这是达成其他治疗目标的前提条件。住院病人团体治疗是一个双重治疗的过程，包括横向过程（住院病房中的多方面治疗内容）和纵向过程（出院后的后续心理治疗方案）。

横向过程

在第一章的文献回顾中，已有充分证据表明病人间互动的重要性。小型治疗团体是促进病人之间交流互动的特别有效的方式，对同一团体中的病人来说更是如此。团体可允许病人解决他们之间的主要分歧。例如，同病房的病人经常因日常生活琐事而产生紧张关系。有些病人可能不需要解决外显冲突，而是要处理与其他人建立亲密关系时遇到的困难。

举例来说。一位叫琼（Joan）的病人，大部分时间都在病房里读书，只在吃饭或参加病房强制活动时才出来。她将其行为合理化，认为自己是高级行政人员，平时非常忙碌，整整两年来，她只有在住院时才有时间独处及看书。琼住院的主要原因是她对即将破裂的婚姻感到恐惧和愤怒。然而，在治疗过程中很快就发现，造成她身陷婚姻困境的核心问题是对亲密关系的惧怕和逃避。因此，治疗师为琼设定的治疗目标是解决她与其他病人建立关系时遇到的困难，这一目标具有双重意义：一方面帮她处理生活中的核心问题，另一方面也帮助她充分利用病房中潜在的治疗资源。

另外一位病人在幻听的驱使下试图自杀。他也把自己和其他病人孤立开来，因为他相信其他人不能忍受他的"疯狂"念头。因此，治疗团体的任务不是让他停止幻听，而是帮助他更有效地应对病态症状带来的后果。通过向团体其他成员分享自己的感受，他对于受排斥的担忧很快就降低了，并逐渐减少了自我孤立的行为。

纵向过程

在第一章中，我列举了一些可以支撑我结论的证据：（1）短程住院治疗必须配合有效的院外后续治疗才能产生效果；（2）门诊病人团体治疗是特别有效的院外后续治疗；（3）成功的住院病人团体治疗可以提高病人参加院外后续团体治疗的概率。

由此，住院病人团体治疗的一个重要目标是引导病人了解心理治疗，并为病人提供有意义的、舒适有效的治疗体验，使得他们愿意继续接受治疗。

从交谈中获益

住院病人团体治疗有一个基本而重要的目标——让病人了解只要单纯地进行交谈就能获益。他们只要暴露问题并加以讨论，就可以使自己减轻痛苦并开始发生改变。如前所述，通过"普同性"这一疗效因子，他们会认识到其他人跟自己有非常相似的问题，无论是痛苦的感觉或想法，还是经历过的生活事件，他们都不是独一无二的。当病人们在团体中了解到（常常是第一次）自己的痛苦和问题是很多人共有的，这种体验能产生巨大的安慰作用，并且是摆脱孤独感的最为有效的途径。

问题定位

住院病人团体治疗的一个主要目标是帮助病人找出人际交往模式中的问题症结。虽然团体治疗并非缓解焦虑、减轻抑郁或者改善思维和行为紊乱的最有效方法，但它在帮助病人了解适应不良的人际关系行为上具有独特效果。

住院病人的团体治疗师必须要做好"问题定位"。他们应帮助每位病人确认其主要问题，并鼓励他们在未来（包括院外的心理治疗）去解决这些问题。与门诊治疗师不同的是，住院病人团体治疗师不可能有充分的时间去识别病人的主要人际交往问题，与病人详细讨论这些人际问题的含义，并在整个改变过程中进行监控。

假设有这样一种情形，某治疗团体已经明确规定团体会谈必须按时开始、任何成员都不能迟到，此时，一个名叫玛丽（Mary）的26岁女病人，在治疗开始几分钟后询问治疗师，她是否可以出去喝杯咖啡。治疗师拒绝了她的要求并告诉她太迟了。几分钟后，有人提到某人正在来会谈的途中，玛丽趁此机会再度提出要求，她认为既然团体还在等待其他人，她是否可以先出去喝杯咖啡。

此时，治疗师开始聚焦于刚刚发生的事情上——玛丽的行为向治疗师展示了她与其他人交往的本质。治疗师对玛丽的行为感到非常愤怒，他解释道，玛丽的要求让他左右为难：一方面，他希望让玛丽出去喝咖啡，他讨厌扮演拒绝人的吝啬角色；但另一方面，他深知遵守时间对团体的重要性。玛丽是否知道她让治疗师陷入困境了呢？是否知道她这样做等于要别人把她当成小孩子而非一个26岁的成人来看待呢？治疗师说道："也许你对其他人也是如此吧。如果是的话，那在以后的治疗中，这不就是你要解决的重要问题吗？"

此时，团体中的其他病人也表示，玛丽让他们产生了同样的感受，在和玛丽交往时她就像个孩子。玛丽承认这确实是一个重要的问题；事实上，玛丽的先生最近离开了她，他无法忍受玛丽要他扮演父亲的角色。玛丽处于一种无助的心理状态中，她认为自己什么也控制不了，因而需要一位父亲来照顾她。治疗师提出了相反的论点："需要一位父亲"才是她最根本的问题。

感觉自己"失去控制"或者人为制造"失去控制"的局面，仅仅是一种寻找并吸引"父亲"的模式罢了（可惜，从治疗师对她的反应可以看出这种模式其实是无效的）。

上述互动讨论的过程仅持续了 4 ~ 5 分钟，就完成了对玛丽的整个治疗。这一为时甚短的工作具有非常重要的意义。问题一经识别就直接向病人指出来，而且团体中的其他成员也主动帮助玛丽意识到这是一个影响深远且重要的问题，终于使她认识到目前的生活危机与这个问题息息相关。整个讨论过程是在充满支持和鼓励探索的气氛中进行的，这使她有意愿在院外的后续心理治疗中继续解决该问题。

另一个可用来解释"问题定位"的例子如下：20 岁的约翰（John）是一名有幻觉和妄想症状的精神分裂症患者。约翰接受团体治疗的目的不是为了解决他的思维障碍问题或者消除幻觉，这些主要依赖抗精神病药物进行治疗。团体治疗的目的是帮助约翰识别令他不安和加重精神症状的人际关系问题。约翰说起话来滔滔不绝，常常陷入自我陶醉之中。他经常打断别人的发言并拒绝倾听，这种行为激怒了其他病人，只要一有机会，大家就尽可能地躲开他。当然，这种人际孤立进一步加重了他的焦虑，强化了其精神病症状。

对约翰来说，团体治疗的主要目标是帮助他了解其人际交往行为是有问题的。团体治疗师没有采用语言解释来达到这一目标（约翰非常抵触这种做法），而是让他在团体中扮演指定的角色，这种角色会帮助他学习其他的、不那么自我中心的行为模式。例如，他们让约翰完成这样一个任务：首先让他介绍团体新成员，然后让新成员们做自我介绍，当团体中有人被打断或没有足够的发言时间时，就让约翰来猜测这些人的内心感受。

几周后，约翰的精神症状有所缓解。此时治疗师可以帮助约翰看清，他最初在团体中的行为是多么具有自我破坏性，而现在他在团体中的行为则得到了他人的尊敬和重视，而这也是他一直想要获得的反馈。整个过程既清晰又明确：约翰的问题定位是帮助他意识到其自我破坏式的行为模式，这就是他在住院病人团体治疗中的整个目标。

缓解医源性焦虑

小型团体的另一个治疗目标是帮助病人减轻因住院产生的焦虑。除了病人入院之前就已存在的精神症状，另外还有一部分心理上的不适感是由于住院本身而造成的。住院的常规过程通常会给病人带来某种不适，此外，某些病房的特殊环境则会对病人造成额外的紧张感。

首先，我们来讨论住院的常规过程给病人带来的压力。许多病人因住院而感到非常羞愧，住院似乎成为他们无力应付生活的一种象征。另一些人担心的是现实问题，比如住院会威胁到他们的工作。还有人会担心家人、朋友、单位同事、室友会如何看待他们？其次，也有许多原本就经济拮据的病人因住院而变得更加困窘。

一旦进入病房，病人就会体验到极度的烦躁不安。他们可能会被其他病人离奇的精神病行为所吓到；也可能由于对医务工作人员期望过高而感到失望；也可能因得不到工作人员的关注而心神不定；也可能对那些极其严重的病人占用了医务人员的大量时间而感到恼怒；还有可能因反复入院、出院而感到恐慌。

导致病人焦虑的另一个原因是医务人员的紧张感。医务人员的焦虑或者人际冲突会直接影响病人在病房的生活环境。有证据表明，在工作人员之间的冲突与精神病人的病情加重之间存在高度正相关。当前精神科病房工作人员的压力非常大。我之前已经提到，病房就像"旋转门"似的，这种高速运转的工作令人深受挫折。病房医务人员很少有机会竭尽所能地对病人进行治疗，大量的病人反复入院、出院，病人的治疗需要不被重视，经常因治疗费用不足而提前出院。不同的专业学科之间经常为争权夺利而发生竞争和冲突。此外，在治疗中也不可避免地会出现反移情。医务人员经常感到很无助；他们成了投射的对象并且受到许多病人不合理的攻击；在面对边缘性障碍病人的操纵和分裂行为时感到困难重重。

很不幸，医务人员的紧张感已成为一个痼疾：当前的住院病房工作如此繁忙，以致忽略了照顾员工的重要性。在许多病房中，我亲眼目睹了工作人员之间充满紧张和冲突的氛围，但是却没有解决问题的有效途径。更不幸的是，员工的 T 小组（T-group）① 或者支持性团体几乎不见踪影。

在理想情况下，治疗性的生活座谈会才是处理这些住院引发的紧张反应的最佳选择，而不是小型治疗团体。但事实上，这种座谈会很少能有效发挥作用。病人的快速流动导致住院病人团体很不稳定，要举行大型的病房集会活动十分困难。病人对有那么多人参加生活座谈会心生畏惧，由于住院时间太短，导致他们无法去了解和信任其他病人，因此，他们不愿意在很多人面前过度暴露自己。在第一章中我引用了一项研究，该研究调查了不同病人对病房中不同类型活动有效性的评价，结果显示，病人普遍认为，大型生活座谈会是当前病房所有治疗活动中最没有帮助的活动之一。

显然，这种大型生活座谈会的运行模式需要进行大量改革和创新，但这超出了本书的范围。然而，当大型生活座谈会无法处理病人的紧张感时，这一重任就落到了小型治疗团体身上。这项任务很艰巨，因为病房内的持续紧张经常使整个治疗偏离正确方向。

---

① T 小组，一种致力于改善人际关系的团体训练方法。——译者注。

在小型治疗团体中，病人有时不能察觉到（或清楚地意识到）他们的焦虑源自住院期间所面临的压力，但团体带领者应该寻找并确定导致病人焦虑的医源性事件。治疗师应该相信病房中未解决的重要事件会令病人烦躁不安，这些问题可以在治疗团体中进行讨论并得到解决。病房中某个病人试图自杀，某个病人有暴力倾向，某个病人因无法控制自己的行为而需要转院，等等，所有这些问题都会引起病人的强烈情绪反应，但这些情绪并非总是能够表达出来。团体治疗的重要目标就是帮助病人分享这些情感，在此过程中，病人才会对"从谈话中获益"有深刻的体会。

我举一个临床案例进行说明。哈罗德（Harold）是一位精神分裂症患者，他在病房中受到了另一位病人的身体攻击，后者随即被转移到封闭病房。团体治疗师注意到哈罗德一直穿着（接下来的三天一直穿着）那件受攻击时被撕裂的衬衣，与此同时，他轻轻地把椅子移出了团体圈外，表现出要争取别人的邀请才会进入团体的样子。在团体中，哈罗德否认自己因被攻击而感到不快，表示很好奇其他人为何会为此感到难过。然而，治疗师坚信那件事情对他是有影响的。在第二天，哈罗德终于被说动了，他开始谈论自己受攻击的感受，对发生躯体冲突的强烈恐惧。他强烈地感到大家给予攻击者的同情太多，却对他这个受害者关注太少。治疗的效果非常棒：哈罗德得到了他渴望的支持，而其他人则借此机会表达了他们对身体攻击的恐惧。

总之，拟定合适的治疗目标是小型治疗团体有效运转的关键。野心勃勃的目标会损害团体的有效性，降低治疗师的士气。另外，小型治疗团体的目标和短程住院治疗的目标并不是一回事。在小型团体中，重要和现实的目标是：鼓励病人参与双重治疗过程（横向及纵向），帮助病人学会从谈话中获益，问题定位以及缓解医源性焦虑。

第四节　住院病人小型团体的构成

在精神科病房组建一个治疗团体通常采用两种基本策略。其一是小组式团体，通常是根据病人住院的先后顺序来分配所有的病人，根据病房规模把病人分成 2~3 组，每一组的所有病人都参加同一个小团体。其二是功能式团体，根据病人的功能水平来分组：严重的精神病人被分到同一组，"高功能水平"的病人被分到另一组。这两种团体构成方式各有其利弊。

小组式团体

这种小组式团体特别难带领。它包括了罹患各种类型的精神障碍的成员，从精神病人、功能退化的病人到功能良好的边缘障碍病人和神经症性抑郁病人。大部分治疗师认为，即使是小组式治疗团体，如果病人无法从中获益、无法安定下来或者会干扰团体功能的话，那就不应该让其参加。通常，一些病人在刚住院的前几天病情比较严重，所以不能参加团体，但在接受药物治疗后应该可以参加。具有破坏性的躁狂病人、有攻击性行为的病人、思维不连贯的病人或脑损伤严重的病人都应排除在外。沉默的病人对团体治疗过程的贡献很少，但研究一再显示，他们从团体中获得的益处超过其他任何人。病人住院的时间长短并不是一个考虑因素。我会在后面讨论到，治疗师必须考虑到有时团体治疗的生命周期甚至只有一次会谈，但很多病人仍然可以从只参加一次的团体治疗中获益。

小组式团体的优势

小组式团体的一个重要优势是确保了几乎所有病人都可以参加。团体可以为病房工作人员提供关于每位病人心理健康状况的大量信息，在医生轮班或护士交接班时这些重要信息将会传递给其他工作人员。（而功能式团体会排除很多病人。许多精神科病房仅为高功能病人组织团体治疗活动，因此，功能失调较严重的急性病人经常会被医务人员所忽视，无法接受任何形式的团体治疗。）

尽管急性病人会扰乱团体治疗的进行，但他们的存在本身对团体也会有所助益。这些病人不仅对团体治疗造成了混乱，在病房内也同样如此。这种小型治疗团体是病房中唯一可以利用社交环境来改善破坏性行为的地方，尤其在大型生活座谈会并不能有效发挥作用的情况下。在治疗团体中，成员们可以谨慎而适度地对这类急性障碍病人提供建设性的反馈意见，帮助他们了解自己的破坏性行为对他人造成的影响。治疗师的任务是控制这种反馈过程的不同阶段，创造支持性的讨论氛围，努力帮助病人在接受反馈时感觉到这是支持性或教育性的，而不是对他们的攻击或惩罚。

小型团体也是治疗师帮助其他成员了解急性精神病人的主观世界的最佳场所。例如，在某一次团体活动中，一位女性精神病患者会不时地站起来喊一些不合时宜的话（例如，"你怀孕了"或者"他们要杀死我们"）。每当遇到这样的情况，团体治疗师都努力帮助团体中的其他人去理解该病人的行为——她只是在应对焦虑或者是对团体谈话中让她感到恐惧的事情的反应。那天团体活动的讨论话题之一是病人们担心护士们是否可能采取罢工行动。这一讨论内容令所有的病人都忧心忡忡，尤其是那位女病人。这样，团体成员就可以理解之前因不理解而感到恐惧的行为。病人之间越是互相了解，他们也就越不会对病态行为感到恐惧。

同样，在这次团体活动中，另一位精神病人突然对其他两位病人大喊道："为什么你俩不结婚？"而治疗师解释到，这位病人不合时宜的行为只是说明了他是多么想努力帮助其他人。治疗师对精神病人的接纳、理解以及温和相待，为团体成员树立了极好的榜样。

为促进功能相对完善的病人和功能相对欠缺的病人之间的关系，团体带领者还可以采取另一种途径，即展示功能欠缺的病人对团体的独特价值。例如，即使最严重的精神病人，通常也可以通过观察其他团体成员而提供准确和重要的信息。（对他们来说，提供观察和反馈很容易，也比较安全，但如果让他们接受别人的观察和反馈，可能存在一定风险。）因此，带领者可以引导这样的病人去观察团体中的其他成员。

由于精神病人更接近心理活动的原始过程，因此他们往往会直言不讳地表达自己的感觉、想法和幻想，而那些防御性较强的病人则倾向于寻求让自己安心、放松或者富有启发意义的表达方式。精神病人的主要心理活动过程与其他人很类似，只是在表达程度上存在差异。从某种意义上说，所有病人的内心都隐藏着恐惧、模糊不清的情感和幻想，而重性精神病人确认并表达这些心理体验的能力也许更令人安心，而非使人恐惧。

例如，在某次会谈刚开始的 10 分钟内，好几名精神病人都谈到一些相当怪异的内容。一位病人说她其实并不真正处于团体中，甚至不在自己的身体里。另一位女病人表示，她感觉自己在团体里与别人说话是那么淫秽不堪，因为自己是如此淫秽，以致不配与人作伴。一位女病人对另一位男病人说她喜欢他自然和真实的样子，然后这位男子热泪盈眶地告诉她自己也喜欢她。还有成员说到她感觉皮肤下面有什么东西在爬行，她很害怕，她想割开自己，让那些恐惧从身体中释放出来。另一位女性成员说她身上有一个巨大的伤口，从喉咙一直到阴道，她只求一死作为解脱。

虽然这些谈话内容相当吓人，但是病人们都能以非病态的方式来讨论这些怪诞的感觉，这对每一个团体成员而言都具有重要意义。例如，一位女性成员说她一直害怕团体中那位曾经哭泣的男性成员，但是当看到他哭泣的时候，她反而觉得和他更亲近了，并让她意识到他是多么敏感脆弱的人。团体中的其他成员则谈到人格解体的感觉、自我毁灭的感觉以及渴望死亡的经历。在治疗结束时，团体成员感觉彼此更亲近、更有凝聚力了，无论谈话内容如何，大家毕竟因互相支持而得到了精神抚慰。

小组式团体的缺点

小组式团体的缺点通常远比其优点更明显。

尽管治疗师尽职尽责，但这样的团体仍具有破坏性。会谈中经常有精神病人突然发作，还有些病人因焦躁不安而没有耐心参加完整个会谈。还有团体成员的不断离开和加入，以及某些病人的怪异言论，都使得团体极不稳定。有的病人因缺乏内在稳定的心理结构而很容易陷入无法自控的状况中。治疗师很难在团体内建立一个紧密的结构，并为团体中的每一个成员（包括较高功能和功能受损的病人）提供实质性的帮助。

在这样的团体中，要找到适合所有病人的团体任务似乎是天方夜谭。带领者无论设计什么任务，要不对高功能病人显得太初级或太基础，要不就是只能照顾到这些高功能病人而忽视那些功能受损病人的需求。大多数治疗师都会选择后一种做法，因为治疗师更愿意针对功能较完善的病人展开治疗工作，解决一些较为复杂而深入的问题——通常与治疗师自己的日常生活更有相关性。因此，治疗师会集中主要精力来关注团体中那些功能较好的少数病人，而忽视那些急性精神病人的需要。如果治疗师过度关注大部分功能低下的病人，其他病人就会逐渐对这些重性病人感到愤怒，然后贬低团体对自己的治疗价值，不再全身心地投入到治疗过程中。

治疗师有没有办法在小组式团体治疗中扬长避短呢？答案是肯定的。如果病人能体会到小组式团体并不是他们"唯一"的团体治疗形式，就可以避免几乎所有的不足。他们不仅能从小组式团体中有所获益，同时也不会因某些需要没有被满足而感到愤恨，因为还有其他途径可以满足他们的更多需要。换言之，需要合并使用小组式团体和功能式团体这两种形式的团体治疗。但这似乎有些言之过早，现在先让我们来讨论"功能式团体"的特征以及优缺点。

功能式团体

许多精神科病房都提供两种不同类型的功能式团体，即低功能和高功能。

所谓低功能水平团体（lower-level group），一般是指为急性精神病人提供的"支持性"团体或者"聚焦型"团体。这种团体通过提供支持与结构来帮助病人适应病房环境、提高注意力、促进与医务人员以及其他病人的交流，让他们有能力参加病房的各种活动。

功能较好的病人被安排到高功能水平团体（higher-level group）中，它基本上是一种"谈话式"心理治疗团体。这样的团体为完成治疗目标提供了一个相当重要的舞台。不同于小组式团体，病人在这里感到更安全，可以学习信任别人，从而进行更多的自我暴露，这在其他的治疗过程中是无法完成的。他们也可以把自己出院后要处理的问题找出来，然后和其他病人进行有治疗意义的交流。在第五章和第六章中，我会分别对高功能水平团体和低功能水平团体的临床治疗模式进行详细介绍。

医务人员通常在病人入院后不久就将他们安排到其中的一个团体。这种安排基于对病人在病房中最初几个小时的行为所做的观察，如果有小组式团体，会以病人在该团体活动时的表现为依据。这种分组不是以精神病和非精神病这样的标准为基础。一些精神病人虽有明显的幻觉妄想，他们也能在高功能水平团体中表现良好。我们的筛选分类应以病人所需要的治疗类型为基础：功能退化、功能丧失、思维破裂的病人非常需要得到支持、整合以及抚慰，他们会被分配到聚焦型团体；那些能够通过语言交流探究问题的病人则被分配到高功能水平团体。

有些病房已经在尝试提供"预备团体"（intake group）来评估新成员，即先让病人参加几次活动，再根据其表现分配到高功能水平或低功能水平团体。然而，大部分快速流动的病房不适宜采用这种方法。还有临床医生建议对病人的功能水平进行严格的划分，然后把他们安排到不同的"等级"团体中。但这样的方法也是不切实际的：病房太小，工作节奏太快，"功能水平"的定义太模糊，团体带领者的技术还没有精细到可以区分更多层次的功能水平团体。

在同一病房将团体分成不同水平的另外一个弊端是：这种做法使病人产生被工作人员分级及评价的不舒服感觉。若只有两种功能团体，这样的问题一般不会出现。病人会很自然地进行自我分类。大多数病人都清楚哪些人的精神症状比较严重，需要更多支持。而且，重性精神病人也很少对团体治疗抱有较高要求。

由于工作人员对团体分组感到为难，大多数病房都把这种团体分配工作放在私下进行。例如，我以前参观过一个病房，工作人员认为病人相信团体分组真的是以年龄为基础的：低功能水平组的成员是年轻的病人。然而事实显而易见，被分配到这两组的病人的年龄几乎是相反的。

当我第一次向某病房介绍针对严重精神病患者的低功能团体时，甚至有工作人员担心这个团体是专门为病房中差劲的"傻瓜"（dummies）而设立的。然而，事实出乎意料，除了在第一周有些人把它称为"沙箱"（sand-box）① 外，该团体很快就被病人们接受了。在大约 6 周后，低水平功能团体就被当作病房活动中不可或缺的一部分，并得到了高度评价。在大多数情况下，病人可以识别出哪些同伴的精神状态明显地比其他病人更混乱，如果工作人员对此予以否认，则无异于破坏病人检验现实的能力。

团体的名字和描述或许能促进其接受程度。工作人员经常把高功能水平团体称作"心理治疗团体"，而将低功能水平团体命名为"焦点团体""结构化团体"或"人际沟通团体"，对后者的命名旨在明确这些团体的主要目标是促进沟通与交流，它们专为那些精神错乱、注意力相对短暂的病人而设计，这类病人更适宜参加结构化的短时团体治疗，而不是那些自由探索和分析情感的非结构化团体。

偶尔也会有一些病人正好夹在两种类型的团体之间而无法取舍。他们的精神症状不太严重，但却无法在高功能水平的治疗团体中表现良好，例如，有强烈抵触情绪的病人、毫无内省能力的病人或者精神变态者。

功能式团体的优缺点

功能式团体的优缺点正好与小组式团体相反。功能式团体的主要优点是它提供了更有针对性的治疗形式。治疗师可以将团体定位在一个适合大部分或全体病人的特定功能水平上。

---

① 沙箱，意为儿童游戏玩具。——译者注。

低功能水平团体为重性精神病人提供了某种安全、支持性以及高结构化的环境。此外，更为他们提供了一种成功的体验。在团体活动中，精神病人经常没有足够的能力参与团体任务，甚至干扰、破坏团体而使其他成员变得愤怒和不耐烦。低功能水平团体充分考虑到了重性精神病人的功能水平和心理防御机制，为了使病人体验到参与活动的成就感，低功能水平团体的任务往往较少挑战性且极具结构化。

高功能水平团体比小组式团体更为稳定。因为没有重性精神病人，团体很少被打断，较少爆发怪诞的举动，也不会有成员反复进出会谈室。病人的注意力持续时间较长，因此团体治疗可以持续得更久。（小组式团体大体上可以维持 45~60 分钟，高功能水平团体差不多可以维持 75 分钟，而低功能水平团体一般不应超过 45 分钟。）

与小组式团体相比，功能水平团体总体上可以让成员体验到更多愉悦、帮助和支持性，因此它在激励病人寻求院外后续治疗方面承担着更重要的角色。

功能水平团体治疗的缺点（如果病房只提供这一种形式的团体治疗）是，它可能会强化病房内部的分裂。所有的病人，包括功能良好和精神错乱的病人，不得不在病房中共同生活，因此需要某种开展公共讨论的场合来处理病房中的紧张冲突。急性精神病人常常会制造一些对抗或不安的气氛。如果不能在团体中让病人学习设定限制、互相理解以及如何与急性精神病人进行交流的话，病房的气氛就会变得紧张或者缺乏支持性，从而大大削弱治疗工作的效果。

两种团体的对比

在斯坦福大学的精神科病房中进行的两项研究提供了一些有趣的证据，这些证据表明：小组式团体与功能式团体的运作方式虽然各有不同，但都有着重要的作用。在第一项研究中，51 名病人被要求对 11 项病房治疗活动的重要性进行排序，包括每天进行的小组式团体和功能式团体（在这项研究进行时，病房只为功能良好的病人提供了一个高功能水平团体，没有为重性精神病人提供低功能水平团体）。51 名病人全部参加了小组式团体，其中 30 名病人同时参加了高功能水平团体。

同时参加两个团体的 30 名病人的评价显示：在这 11 项治疗活动中，功能水平团体名列第 2 位（仅排在精神科医师所主持的个体治疗之后），小组式团体排在第 4 位。结果显示两个团体都很重要，只不过，不同的病人对两个团体的评价有所不同。功能受损严重的病人对小组式团体评价更高，而功能整合良好的病人则更喜欢功能水平团体，但也看重小组式团体。[1]

在这项研究之后，病房开始组织低功能水平团体；18 个月后，同时参加两个团体（小组式团体和低功能水平团体）的小样本病人群体（N = 12）同样对所有的病房活动进行了评价。结果与第一项研究相似。病人对两个团体都有高度的评价：功能水平团体的重要性排在第 2 位（仅次于个体心理治疗），小组式团体排在第 3 位。另一项关于团体治疗的研究则是调查病人对同质精神分裂症患者团体的反馈评价，结果显示病人对治疗团体很满意，并有

---

[1] 在某次团体评价中，患有精神分裂症的病人认为小组式团体比功能水平团体更有效，有情感障碍的病人认为这两个团体差不多。一般来说，心理成熟度高的病人（特别是边缘型病人）倾向于认为高功能水平团体比小组式团体更有效。

客观的评价指标证明这一团体的确具有治疗作用。

上述在斯坦福进行的研究还要求病人评估每个团体是如何对他们起到帮助作用的，也就是比较各种疗效因子的相对重要性。结果显示，病人在高功能水平和小组式团体中分别体验到了不同的疗效因子。例如，高功能水平团体的成员把"人际学习"评价为最重要的疗效因子，"自我理解"也同等重要。而同样的病人在参加小组式团体时，则认为这两个疗效因子没有那么重要，相反，他们强调普同性和宣泄的重要性。另一项关于精神分裂症病人低功能水平团体疗效因子的研究也得出了类似的结果：病人认为宣泄、普同性、利他主义、凝聚力对自己有更大的帮助，而认为内省和提供建议没什么帮助。

在一项访谈研究中，病人对小组式团体和功能水平团体进行了比较，认为前者经常漫无目标、词不达意且缺乏结构性，而且非常容易被重性精神病人所扰乱。但与此同时，这些病人也对小组式团体给予较高的评价，因为它让人感到温暖和放松，让病人们有机会聚在一起，努力去了解和认识与自己朝夕相处的其他病人。病人高度评价了高功能水平团体的结构化和对人际关系的关注，他们认为功能水平团体的节奏很快，任务难度较高，当然收获也很大，只是偶尔会感到过度紧张和要求太多。

第五节　团体参与：强制还是自愿

强制病人参加团体治疗的现象在住院病房中比较普遍。特别是在异质性的小组式团体以及同质性的低功能水平团体中尤为常见。事实上，如果不强制要求他们参加团体，很大一部分病人是不会参加的。如果可以选择的话，那些退行、恐惧、抑郁、绝望或者因为药物而嗜睡的病人，大部分都宁可留在病房而不愿参加团体，这样的话就会影响到病房中治疗计划的有效进行。

各病房在招募团体成员时都有不同的方法。在大部分病房，工作人员会在生活座谈会上提醒病人有关团体分组的安排，如果有必要的话，还会在团体会谈开始前将这些已分组的病人召集起来。有些病房把团体分组的名单写在黑板上；有些大型病房会用病房广播来提醒病人团体会谈的时间并指定哪些病人参加哪个团体。

在我看来，对于那些功能较好的病人团体来说，应采用自愿参加而非强制参加的方式（在第五章我将详细探讨自愿参加的好处）。如果团体能够有效运转，那么基本上所有从功能式团体中获益的病人都会更有规律地参加团体治疗。事实上，如果病房重视团体治疗的价值，则每位真正关心自身心理健康的病人都会逐渐认同病房的价值观并且很难说服自己不参加团体。

我认为，每个病房都应该提供一个高功能团体和一个低功能团体。然而实际情况是，一些病房仅提供高功能团体，如果病人可以自愿选择是否参加，则偶尔会有过度干扰团体的重性病人出现在会谈中。团体治疗师需要对病人有很好的了解（出于这个原因，应有 1～2 名全职的协同治疗师）并有能力快速决定该病人是否适合参加团体。该判断主要依据病人是否会严重干扰团体的进行。症状较重却不具有破坏性的病人可以通过替代性学习从团体中有所收获。功能严重受损的病人显然不能从团体中获益，而且还会干扰团体工作的正常进行（例如，因药物剂量较大而昏昏欲睡的病人、躁狂病人、器质性损伤的病人），这些病人均不宜参加团体。

第六节　病人的快速周转对团体治疗的影响

团体会谈的频率

在住院病人团体治疗中，一项无法改变的临床事实是：团体成员的快速流动性。大多数急性病房的平均住院时间是 1 ~ 2 周，这就意味着，一个有 20 张床的病房大概每天会有 1 ~ 2 名病人出院和入院。住院病人团体的成员组成也经常快速变动，而这是一个无法改变的基本事实。在我所带领的数百次团体治疗中，几乎很少有连续两次会谈面对的是完全相同的团体成员，更别说连续三次了。每次会谈总会有新成员加入或者旧成员离开。由于平均住院时间并不固定，因此根本无法预期病人的流动有什么规律可循。许多病人可能只参加一次治疗，当然也有一些病人可能待上好几周而参加多次治疗。

如我在第一章所描述的，面对团体成员快速周转这个问题，唯一的解决方案是：尽可能多地举行团体治疗。例如，一个团体如果每周只进行 2 ~ 3 次会谈，那么成员的快速流动会使团体无法建立集体认同感，且缺乏团体文化的连续性。如果团体可以每周举行 5 次会谈，虽仍无法避免因成员更迭造成的不连续性，但至少可将其降至最低。事实上，如果工作人员的时间安排允许的话，完全可以每周进行 7 次团体治疗（在周末病房通常不提供任何治疗活动。）

我曾经用 3 年的时间带领过一个每周 4 次的住院病人团体，从周一到周四，我发现在团体中有这样一个规律：周一的团体会谈是尝试性的，周二和周三的团体参与度逐渐增加，到了周四团体工作更具成效、联系更紧密且更具凝聚力。经过 3 天的休息，到下周一团体又退回到一种不确定和试探性的氛围中——"我们可以彼此信任吗?"这种变化是如此有规律性，以致我们一般只需要观察团体会谈的氛围就能猜出今天是星期几了。

我在第一章已经提及，当前病房不进行足够频率的团体治疗会谈的原因之一是：许多专业学科竞相带领各种治疗团体，妥协的结果是提供数量众多的特殊团体，每个团体每周只进行 1 ~ 2 次治疗。特殊团体（例如性教育、舞蹈、艺术或运动团体）为许多病人提供了有效的帮助并丰富了治疗计划，但如果因此而取消每天的常规治疗团体，那团体治疗就处于散乱的状态，不能为病人提供安全和一致性的治疗环境。

我对完整的团体治疗方案的建议是，给每位病人提供两个常规的团体（每天进行 1 次）：一个是小组式团体（每次 45 ~ 60 分钟），另一个是功能式团体（低功能水平团体每次持续 45 分钟；高功能水平团体每次持续 60 ~ 75 分钟）。如果病房工作人员匮乏，无法同时提供小组式团体和功能式团体的话，我建议至少每天要举行高功能和低功能团体治疗。另外，特殊团体取决于工作人员的受训背景及兴趣，可以每天举行，尤其推荐在晚上或周末举行。

成员快速周转对团体治疗过程的影响

团体成员的快速流动性对治疗师的基本策略和方法有重要的影响。我将在第三章中详细讨论，在此只提出几个基本要点。

首先，带领者可通过增加团体会谈的频率来确保始终有一部分成员可作为团体文化的传承者，以利于提供一种一致、安全、值得信任的团体氛围。但是，团体成员的流动性实在太高，使得治疗师无法保证病人能够在连续两次的会谈中解决某个相同的问题。因此，治疗师需要建立一种新的、心理上的时间感：团体治疗的周期不再以年、月、周的时间单位来计算，而是以每次治疗作为一个团体治疗的生命周期！这种时间节奏的巨大改变必然影响治疗师所采取的主要策略：治疗师必须要有治疗的紧迫感，力争做到主动、高效，在每次会谈中都要尽可能地让更多的病人得到帮助。

团体成员的快速周转也会给治疗师带来紧张和压力，因为他们接受的正规团体治疗训练是基于稳定的团体结构：长程团体治疗（有某些固定成员长期参与治疗）或者短程"封闭式"团体治疗（有相对固定的成员和聚会次数）。不过，当研究病人对高流动性的态度时，结果却让我们感到颇为意外：病人对"旋转门式"的团体治疗的接受度要高于治疗师。在一项于斯坦福进行的访谈研究报告中，51 名病人被问到他们对团体治疗中成员快速流动和治疗持续时间较短作何感想。结果显示，这些因素对病人的影响并没有研究者预期的那么显著。对许多病人而言，住院病人团体是他们第一次接触团体治疗，由于从未参加过长期稳定的团体治疗，所以也不觉得这种短暂的团体治疗形式有什么不好。

少数病人提到了团体成员快速流动所具有的缺点。团体似乎较不稳定，每天都有新成员加入，病人多半不太信任陌生人，因此不愿把重要的个人信息暴露给他们，并且感到与团体中的其他人的联系并非那么紧密。他们无法尝试在前次团体治疗中学到的新行为，因为不能确定新成员是否会对自己做出支持性的反应。同时，每天都要介绍并接纳新成员也会浪费宝贵的团体时间，致使团体始终停留在基础水平阶段而进展缓慢。

但这些只是极少数病人的抱怨。大部分病人则认为住院病人团体治疗的形式具有明显优势！他们认为由于时间有限反而使成员更有紧迫感，以更努力、更专注、更高效的方式来参加团体。有些病人提到，看到其他成员不断离开团体会给自己增加压力，从而激励自己加速达成目标。（众所周知，在长程治疗团体中，某个成员的离开往往会使余下的成员产生落后感，从而鞭策他们更加努力。在短程团体治疗中，我们也能发现存在类似的团体动力过程。）

有些病人提到，不断有新成员加入让他们有一种新鲜感，新成员带来了新的思路，也带来了更广泛且具有不同视野的反应模式，团体也因此不断推陈出新。新成员还给老成员提供了帮助他人的机会，使他们在与陌生人相处时不断练习并积累社交技巧和经验。有的病人还表示，短程治疗模式让他们看到许多病人在短短几天时间内就出现了明显的好转，因此燃起了他们内心的希望并对团体治疗的有效性产生了更大的信心。

有少数病人提到，在短暂的治疗时间中，自己因未好好利用团体的力量或未像别人那样努力，在结束时感到非常遗憾，因此，以后若再有其他的治疗机会，他们一定不会浪费时间了。很多病人提到，刚刚建立亲密关系的病友在几天后就要离开令人非常伤心，然而，这种重复出现的失落感可以帮助他们面对并处理在生活中经历的各种丧失体验。在治疗过程中，关于丧失的主题是至关重要的，因为大部分入院病人都曾试图应对生活中现实存在的或令人忧虑的丧失体验。

当那些曾参加过长程门诊治疗团体的病人被问及如何看待住院病房短程团体治疗时，其回应非常令人诧异。他们指出，"短程"其实是一个相对的概念！如果一个人一天 24 小时与团体成员生活在一起，即使团体治疗只持续了几周，这种治疗的"时效"以及体验的强度也可以与持续数月、每周 1 次的心理治疗相当。在住院病房里，团体治疗的影响并不局限于治疗室内。在团体会谈结束后，治疗时已经开启的工作内容会延续到治疗室外，病人可以继续利用团体动力的影响来消除与其他病人之间的障碍，进行更有效的人际互动。

即使在快速流动的团体中，仍然会产生"团体内"的小团体或核心人物。治疗师应避免出现核心成员排斥新成员的现象，必须随时关注新成员的融入与同化过程。有时团体成员也会关注这件事情，但这通常属于治疗师的职责。团体经常会通过谈论之前团体会谈的内容来排斥新成员（例如，某位病人可能提到昨天团体给她的反馈对她与丈夫的关系很有帮助）。在这种情况下，治疗师需要照顾接纳新成员，比如，问他们是否了解当前讨论的事情以及要求老成员把他们带进讨论。这样的方法可能令人觉得繁琐而乏味，但接纳新成员是团体内非常重要的事情，如果这一工作被忽视将会导致团体的分裂瓦解。

举例说明：唐（Don）在参加了几天的团体治疗后终于鼓起勇气讲述了他的悲惨经历。他交往了 18 年、关系非常密切的同性恋伴侣在一个月前突然死于心肌梗死。他因失去挚爱而感到极度悲痛，并对警察（警方曾一度怀疑死者为自杀或他杀）侵犯他的隐私感到羞愧和愤怒，这让他非常痛苦，使他陷入了严重的抑郁状态。他以前从未告诉任何人自己是同性恋，因此在团体中暴露这件事是个非常重要的时刻——这是他第一次向别人敞开心扉；而团体对他的回应让他感觉非常安全，其他成员不仅表示接纳和支持，而且还能很好地与他进行共情："你一定非常爱他。"唐对大家的回馈深表感动，这使他急切地想在团体中进行更好的自我成长。

由于该团体在周五或周末没有活动，当周一再次进行会谈时，有两位新成员加入了——其中一位因极度贫困而需要他人帮助，另一位则喜欢评判他人且傲慢粗暴。唐观察了一下团体氛围，试图寻找他之前在团体中体验到的美好感觉，然而，团体氛围却变得充满防御性，有时甚至是刻薄的——尤其在两位新成员参加互动时。

此时，团体带领者所面临的任务是相当复杂的。他需要在帮助新成员融人的同时继续给予唐以大力支持，因为在上次会谈中，他不但非常信任团体，而且极其投入。较适当的策略是把当天（周一）和上周四的团体氛围进行比较（然后向新成员简单描述上周四团体治疗的情况）。治疗师提到团体中有许多愤怒是指向新成员的，这并非因为他们是谁或做了什么，而是由于他们的到来使团体变得不太一样了，因为唐和其他团体成员再也不能重温上次团体治疗带来的美好感觉了。随着会谈继续进行，发生了两件事：其一，团体不再莫名其妙地发泄愤怒，也不再邀请新成员加入团体了；其二，唐不再有找不回上次感觉的失落感，他和其他成员继续对有关丧失的主题展开重要讨论。

当然，团体成员的不断变化使得长程病人要在团体中解决某个特定问题显得很困难。团体的工作通常是循环和重复的，比如：对新成员的介绍和引导；反复教导成员基本的社交技巧；教他们如何提出和接收反馈；帮助他们了解人与人之间的差异（包括思维、情感和行为方面的差异）等。因此，急性病房中的少数长程病人会发现他们在团体治疗中的回报逐渐减少了。

治疗师必须努力帮助病人从团体所能提供的帮助中获益，而不能任由他们出于个人需要而对团体抱有不切实际的过高期望，最终导致对团体的失望和产生挫败感。尽管在住院病人团体治疗中进行"心理修通"（work through）过程是不太可能的，但一个长程病人可能会由于一遍又一遍地向新成员谈论自己的问题而获益。因为这样的重复叙述可产生脱敏的作用，使其在最终面对自己的生活处境时减轻痛苦感受并能与他人分享自己的生活。当某位病人第五次或第六次谈及自己的痛苦经历时（如遭受性侵犯、离婚或亲人去世等），他就能逐渐接纳这一痛苦体验，并有可能与生活环境中的其他重要人物讨论这一话题。

第七节　团体的规模

大部分临床医生更倾向于组建一个 6 ~ 10 人的团体，这样的团体正好能产生足够的人际互动来活跃团体氛围，同时又不会因为太大而没有足够的时间去鼓励每位成员参与其中。然而，团体规模总是随时间推移而不断波动的。有时团体成员会减少到只有 3 位病人，这么小的团体如果还能坚持定期进行活动的话，也可以取得成功。即使某一天出席的成员特别少，团体会谈也应该照常举行。要记住，对团体规模太小感到较沮丧的往往是治疗师而非病人，一般来说，病人更喜欢小型团体，因为他们会从中获得更多的关注。

第八节　住院团体与门诊团体的其他差异

前面我们已经重点探讨了急性精神科病房的两个主要临床特征——治疗持续时间短以及病人的精神障碍种类繁多，并且讨论了针对这些因素而对传统团体治疗技术进行的大幅度调整。除了上述因素外，尚有一些较不显著但却重要的临床特征也需要我们对团体治疗技巧进行调整。下面我大致罗列一下这些因素，然后逐一讨论。

1. 门诊病人治疗团体通常是一种独立的治疗方式，而住院病人团体则不然：它是整个病房治疗体系的一部分；该体系中发生的任何事件都会在很大程度上影响团体治疗的过程。

2. 有关保密性的传统规定在住院病人团体中需要修改。

3. 在会谈之外，门诊团体中的病人一般很少进行接触，而住院病人团体的成员则天天生活在一起，共同参加其他治疗，在团体治疗之外也有持续不断的互动交往。

4. 住院病人团体治疗师获得的信息比病人所能提供的更多。

5. 在团体治疗时间之外，住院团体的病人能看到治疗师在病房工作中扮演的其他角色。

6. 病人病情的严重性会影响团体的氛围：住院病人通常更严重、更绝望、士气更低落、精神更空虚，并且经常缺乏日常生活中应有的环境支持资源。

住院病人团体与其他团体的关系

门诊病人治疗团体的运作过程通常是独立的，团体成员基本上都互不相识，只是每周来参加 1～2 次会谈。当然，在一些团体成员之间，有时也存在其他关系，例如，他们在同一个诊所看病，过去可能参加过相同的治疗团体，可能曾有过共同的个体治疗师或者当前正接受同一位治疗师的个体治疗。在大型团体中，经常会出现亚团体：两个或者更多的病人会在团体以外的时间见面。但一般的原则是：亚团体越少，团体越容易带领。

与此相反，住院病人团体永远无法独立运作。它与其所归属的病房有着密切而复杂的关系。住院病房的工作人员本身就构成了一个复杂的系统，系统中的每个工作人员都可能属于多个不同团体：如医生与护士、专业与非专业人员、男性与女性、高薪与低薪人员、黑种人与白种人、住院医师与临床医师、科室行政人员与医院行政人员、护理与社工，等等。这些互相重叠的团体有时可以和谐相处，但事实上经常不能如此，而是在病房里造成很大的冲突。

病房中的压力也经常在小型治疗团体中突显出来。一位临床医生幽默地将小型治疗团体称为"病房环境的活检"（milieu biopsy），并阐述了这样一个临床实例：一位患有哮喘的 35 岁病人是某小型住院病人团体的成员，但她总是坐在团体之外靠近门的位置。她的理由是担心屋子里的烟味会加重自己的哮喘。即使在团体成员停止抽烟的时候，她仍坐在团体的圈子外，团体治疗师没有向她施加压力让其进入团体中。由于参加团体是强制性的，于是她坚持到场，但医务人员却非常奇怪地没能帮助她有效地参与团体工作。

通过对病房系统的审察，也许能够揭示在团体中出现这一现象的缘由。几个月前，病房的医疗主管离职，但尚未有继任者接管他的职位。此时，医务部主任（病房员工一直认为他对病房的态度不友善）宣布说该病房将被改成"心身疾病"特色病房。病房工作人员对这一决定感到担忧，因为他们当中的很多人不具备处理躯体疾病患者的专业能力。

结果，这名哮喘病人就成为了工作人员内心矛盾的外部投射。一方面，工作人员对病人的躯体状况很担忧，总害怕她的哮喘会突然发作；另一方面，他们把内心对医务部主任的诸多不满都转移到了这位心身疾病患者身上，通过团体治疗中的消极行为来发泄对医务部主任的抵触情绪。

另一个关于"病房环境的活检"的临床案例如下：某治疗团体由于某位女病人过分颐指气使的态度而对她表现出明显的敌意和攻击。此时，如果将团体作为一个独立的系统来分析这一现象的动力学意义是徒劳无功的。但是，当我们将分析的范围扩大到治疗团体所属的病房系统时，会谈中的特殊现象就可以明白地被理解了。由于病房本来就人手不够，近期新入院的病人又非常多，使得病房工作人员在周末异常忙碌，护士忙于照顾新病人，以致忽略了对老病人的正常护理，引发了病人的不满。小型团体成为了病房压力的缩影，团体成员不公平地将对多名新病人以及工作人员的愤恨和体验到的挫折感一起发泄在该病人身上，使其成为了替罪羊。

每个病房都会经历士气低落的时期。造成这一现象的原因经常很难说清楚，不过一般是多种因素共同引起的，有些因素与病房的机构特点有关，有些因素与工作人员的士气有关。有时，住院病人缺乏动机、消极被动，工作人员耗费了大量的精力去照顾他们，却得不到病人的感激，导致其工作成就感降低。此外，工作人员也可能会体验到职业枯竭或人际关系的紧张和冲突。在这种情形下，小型治疗团体经常会映射出病房中存在的这些心理阻抗。因此，团体治疗师在怀疑治疗有效性或准备大刀阔斧地改变治疗技术之前，有必要先去了解一下病房的整体现状。

有时，在病人群体与医务人员之间存在很大的冲突，他们会试图"离间"治疗师，以支持他们对抗病房工作人员。在这种情况下，小型团体（特别是当团体带领者并不是病房全职员工时）就会以高度称赞治疗师的方式反过来去批评病房工作人员。团体治疗师会在治疗会谈中听到病人这样的评论：只有小型治疗团体才是整个病房里唯一有用的治疗活动，治疗师应该在病房的其他活动中施加更多影响力。

病人对病房内发生的事情极为敏感，这些事情可能会引发病人对治疗工作的大规模抵抗。它们包括：工作人员在急性重病病人身上花费了大量的时间；病房收住了具有破坏性的狂躁病人；一些"老病号"的再次入院（他们的出现无疑会降低病人对工作人员的信心）；工作人员无法满足病人不切实际的期望或许让病人感到不安；一些具有"分裂倾向"的边缘性障碍病人经常煽动其他病人，让他们对工作人员感到愤怒；对某些病人的治疗以明显的失败告终——比如，病人在病房中自杀或被转到了另一家慢性医疗机构。

尽管小型团体会反映出病房的紧张氛围，但缓解这些紧张冲突却并非小型团体的任务。病房应提供其他形式的治疗（例如，治疗性的生活座谈会、病房工作会议、员工"T小组"活动、病人生活计划团体、员工"职业倦怠"工作坊等）来处理这类问题。如果病房体系处于良好的恢复状态，团体就有望发挥最大作用，实现本章前面所明示的目标。

团体带领者的动机显然也会对团体造成较大的影响。带领者是因临床轮转要求而被迫带领团体并对此心生不满的住院医师吗？他们是为了报酬而带领团体的吗？对那些高级临床医生而言，他们是利用团体治疗作为训练学生观察能力的场所，还是出于研究的目的而带领团体？在第一章里我曾提到，某医院病房中的团体由一位极其敏感但未接受训练的牧师带领，他是由病人的主管医生任命来带领团体的。病房中所有的护士都认为，此人被选中是因为他不会对主管医生造成威胁：他绝对不可能"诱导"病人离开该医生。如果护士们的感受如此强烈，那一定会在无意间将一些带有贬义的信息传达给病人。

团体治疗和个体治疗间的关系是极为密切的。在理想条件下，每天均应为病人提供个体治疗和团体治疗，且尽可能增强两者之间的互相促进作用。在个体治疗中，应抽出部分时间用于消除病人参加团体的阻抗，并帮助他们探索与团体其他成员的关系。本着互惠的原则，团体应善于发现和定位病人的问题，拓宽问题探索的空间，从而使病人在个体治疗中得到更深入的对治。

在某些病房中，病人的各种活动都是由个体治疗师指定的，其中包括是否参加团体治疗。我的经验认为，这样势必会造成不利的结果：因为这样会干扰和破坏病房团体治疗的运作。病房的整体治疗方案必须具有优先地位，个体治疗师的意见当然是重要的，但对于某个病人究竟适合什么样的整体治疗方案，最终应由病房治疗团队来决定。

病房应尽力避免将个体治疗和团体治疗视为互相竞争的两方。例如，治疗师在安排病人的个体治疗时，如果没有考虑到团体治疗的时间，当病人正在进行团体治疗时，治疗师就有可能喊他出去进行个体治疗。很明显，这类行为对团体治疗具有极大的破坏性，并降低了团体的士气，同时还传递了一个信息，即团体治疗其实并不重要。一个管理严谨的病房必须与个体治疗师进行协商和沟通，安排出适合进行个体治疗的时间段，并告知个体治疗师，在某些时间段，特别是团体治疗的时间，任何人都不能干扰预先安排好的治疗活动。

工作人员的价值观和病房的气氛会影响小型团体的治疗过程和团体动力学，反之亦然：团体中发生的事情也会影响病房的氛围。有时，团体会引发成员产生强烈的情感体验，这些情绪感受需要在会谈后继续加以整合。如果团体带领者并非病房内的全职工作人员，那么他必须将在团体治疗中所讨论的主要问题告知病房工作人员（可以进行书面报告，当然，最好是口头报告）。

对同时拥有多个治疗团体的病房，随意指定某些病人参加某一团体而另一些病人参加另一团体，可能会破坏病人中间已经自然形成的亚团体的凝聚力。这种破坏性也许会影响团体治疗中的人际互动过程。团体成员常因此对工作人员施加压力，迫使工作人员重新对病人进行分组，这样的话，原属于同一个亚团体的病人就能参加相同的治疗团体。从原则上说，病房应该对此种压力予以拒绝，因为若有紧密结合的亚团体或者由少数人组成的派系存在于大团体中，通常会阻碍团体治疗的正常进行。

总之，住院病房中的小型团体并不是独立运作的，它和病房的整体治疗活动联系在一起，两者相互依存：一方的动力变化会对另一方造成影响。此外，通过观察一个系统中所发生的事件和人际动力学变化，我们可以大致了解另一个系统的基本运行状况是否良好。

保密性原则

住院病人团体的保密性原则与门诊病人团体是有所不同的。在门诊团体中，必须建立严格的保密制度。在对每位病人进行入组前的个别访谈时，治疗师通常会清楚地告知他们："就像个体治疗师和病人间需要遵循保密性原则一样，团体治疗同样要遵循严格的保密规定"。如果治疗团体的成员认为他们的自我暴露内容会被其他陌生人所知晓，那么在团体中永远也无法产生必要的信任和自由表达。在我带领门诊病人团体的 20 多年中，关于保密性的规定很少遇到问题，我也很少看到病人违反这一原则。

有些门诊病人团体会在一定程度上修改保密性原则，将保密的范围放宽为团体成员可以把团体中所发生的事跟他们的配偶或者十分亲密的朋友进行讨论。但在这样的情况下，团体通常会谨慎地告诉病人只能谈论他在团体内的自我感受，不能涉及他人的体验，而且在任何情况下都不可以说出其他成员的名字。

在住院病人团体中，则不太可能坚持相同的保密性原则，必须建立另一套完全不同的保密原则。治疗师需要将团体中发生的事情与其他工作人员以及个体治疗师进行交流。团体成员每天都在发生变动，某次会谈中某位成员透露了相当多的事情，没有参加这次会谈的成员将在下次的会谈中被告知。此外，团体进行时通常有病房中的其他成员在一旁观察。

即便如此，为了在团体内建立有效治疗所必需的基本信任，专业的保密制度依然是必不可少的。因此，住院病人团体仍需具备保密性，但其保密范围有所不同。小团体暴露出来的隐私信息仍需保密，但其范围不限于小团体内，而是在整个病房范围内进行保密，因为所有团体披露的信息都属于整个病房的共享资源。事实上，小团体的成员经常会利用团体会谈来诉说那些难以与病房中的其他工作人员沟通的事情。例如，在一次团体会谈中，某病人提到她是同性恋并担心该秘密会把其他人吓走。她特别提到了当工作人员或者其他病人拥抱自己时感到非常舒服，因而担心其同性恋取向会让其他人疏远她。她在小团体中的自我暴露其实就是要将自己的担忧告诉那些没有出席团体的其他病人及工作人员，因为她很清楚他们肯定会知道团体中发生的事情。

治疗团体以外的成员接触

团体外的社交活动与亚团体一直被认为是团体治疗的致命伤。在门诊病人团体中，亚团体的形成经常会干扰团体的基本工作目标——对团体内部（成员之间以及成员与治疗师之间）的人际关系进行开放和深入的分析——进而破坏团体的正常运行。如果有两人或多人在团体外结派并产生了友谊，那他们或许会因为更重视这份友谊而轻视团体的治疗工作。在正式的团体治疗会谈中，成员们不太可能去"背叛"他们已经在亚团体中建立的信任。这种潜在的控制将变得无所不在，并逐渐瓦解团体治疗工作的有效性。

在门诊病人团体中，亚团体的出现具有明显的规律性。大部分精神病人都缺乏亲密关系，因此他们更珍惜和团体其他成员建立的亲密关系。团体成员通常不愿为了无形的个人成长舍弃这段珍贵的友谊。

值得注意的是，门诊病人团体中的亚团体既可以带来好处，同时也存在很高的风险。在团体以外的聚会中，成员们常常会观察彼此，然后向团体分享这些经验，从而促进团体工作的进行。因此，亚团体本身并不会对团体工作造成破坏性，但它的存在却让成员在团体中保持蓄意沉默。如果成员在团体会谈之外的时间里很少或根本就没有交往的话，团体运作可能是最有效的；而如果真的发生了团体外的接触，则成员有义务在团体会谈中公开团体外接触的内容。

住院病人的亚团体则面临着一种完全不同的情境。住院病人团体的成员整天都在进行互动，甚至同睡一室。因此，制止病人在会谈外进行交往，或期待在有限的团体时间里分享他们日常交往的重要内容，似乎都是毫无意义的。唯一可行的方法是：针对临床现状想办法把它转化，使其对团体和病人都有益处。

团体带领者并不阻止病人在团体外进行社交活动，反而鼓励病人多多交往。例如，带领者可能会指定某些病人在会后详细讨论团体会谈中所出现的某一问题。如果一个病人感到很难在团体中对其他人暴露个人的私密事情，治疗师可以要求他选择某一成员并于会后在私下跟他交谈。如果病人排斥团体外的社交，那么治疗师需要对这种阻抗进行分析，并询问他为什么不愿跟他人交往。治疗师或许会要求他选择一些自己更愿意亲近的人，并帮助他分析如何与他人建立和发展亲密关系。

如我之前提到过的，这种方法所依据的基本假设是：在精神病人的现实生活中，他们中的大部分人都感受到了强烈的人际孤立。通过鼓励病人在医院内进行社会交往，治疗师可以促进病人解决现实生活中的人际孤立问题，也可以帮助他们更好地利用住院病房中的治疗资源。之前我呈现的证据表明，很大一部分病人通过与病房中的其他病人进行互动而获益。治疗师如果能尽力促进病人的社会交往，他们对病人的帮助将会非常大。

有的病人极其孤独，他们经常把医院当作交朋友的地方，并期望出院后还可以继续和其病友维持交往。一般而言，他们的期望是不现实的，即使有例外，医院内的友谊也很少能发展为持久的人际关系。因此，治疗师要让病人有思想准备，不要把阶段性的医院友谊视为自己在人际关系上遭遇的失败。治疗师应帮助病人了解治疗团体只是对生活的排练：它是一个学习如何建立友谊的地方，而不是一个寻找友谊的地方。

通过在病房中与其他病人建立亲密关系，病人不仅可以提高自身的社交技巧，同时也增强了自我评价能力。一旦建立了一段亲密关系——哪怕是在短程治疗团体中收获的一份临时友谊——病人就能对自己发展亲密关系的能力产生信心，并深深地感受到友谊的力量能使自己的人生变得丰富多彩。

前面曾说过，门诊团体治疗师很讨厌治疗团体中的紧密小团体，因为他们会制造小团体秘密或约定来干扰大团体对人际互动的讨论。住院病人团体治疗师的关注点则有很多不同。首先，由于住院时间短，小团体结党只有短暂的时间。其次，团体治疗师常常认为小团体利大于弊。某些病人可能在他们的一生中第一次体验到成为小团体中一分子的感觉。治疗师应鼓励病人讨论那种感觉，或者讨论是什么让他们和小团体中的其他人更亲密。但小团体的存在势必意味着有人被排除在这一小团体之外，治疗师必须关注那些感到被小团体排斥在外的人，帮助他们学会如何表达其感受和失望，同时也帮助小团体内的病人学习如何对其他成员更具包容性。

住院病人经常发现自己陷入以下困境：其他病人私下里告知他某些重要事情，然而在团体中他们却又不愿意通过公开讨论来解决这些问题。在对团体病人进行后期研究访谈时，对于"团体中有什么重要的事没有被讨论到"这一问题，最常见的答案是：住院期间喝酒、服用其他药物以及病人之间的性诱惑和性关系。病人之间对自杀的意图通常并不避讳。当某位病人知道另一位病人在收藏自杀药品或企图自杀时，他通常会透露给工作人员——但是多在私下进行个别交流，而不是在团体中公开交流。

病房中发生恋爱关系的现象并不少见，尽管没有以前长期住院时那么频繁。在极少数的情况下，如果恋爱双方都十分积极地参与团体治疗，也可以在团体会谈中讨论这一关系所带来的益处和存在的问题。然而一般来说，这样的隐私暴露施加给病人的压力也许过大，团体治疗师最好还是避免涉及此类话题，不如把团体治疗的时间用在其他有望实现的目标上。

如果一对情侣的感觉彼此不对等，即一方有意但另一方并不领情，有时可以在团体会谈中对此进行分析。治疗师也许会帮助其中一方理解此事的原因，比如，对方可能对其主动接近的举动感觉忐忑不安或感到威胁。例如，一位女性成员说到她被一位对她照顾有加的男性所吸引，但这位男士多次提到的"唯有他们的关系才让他不自杀"这一言论令她非常害怕。她承受不了这么巨大的负担：尽管她被他所吸引，但她不愿陷入他人的生死挣扎之中。另一位病人领悟到他因为过快地爱上别人而把别人吓跑了，因为对方会确信这种快速吸引其实更像是移情（他的爱情来得太快，彼此还没有充分了解）。另一位病人则认识到她对治疗师的过度依赖吓退了一位原本准备追求她的人，因为她在与他相处时什么都听治疗师的指示，这使得对方觉得当他俩在一起时，在场的不是两个人而是三个人。

在一项回顾式访谈研究中，我问了 51 位病人整天生活在一起是否使他们在团体治疗中相处多少变得有点困难。75% 的病人觉得共同生活并没有给团体治疗带来什么问题。有许多病人反而觉得这有很明显的优势！治疗团体消除了病人的孤独感，拉近了人与人之间的距离，让他们感到就像生活在一个大家庭中。团体打破了肤浅的、压抑的社交障碍并让病人们能够更深入地互动交往。

剩下 25% 的病人认为生活在一起会对团体治疗不利，他们表示不愿一天 24 小时都在进行治疗，很难做到与病友在团体中保持"治疗"关系而在余下的时间里保持"社交"关系。如果有人私下告诉他们一些保密的事却又在团体中表达不一样的情形，会让他们陷入冲突中。例如，一位病人向另一位成员吐露了他的秘密，而且也准备将该秘密在团体中公布，但之后又不愿意在团体中说出，使得团体白白浪费了 15 分钟时间。原先知道秘密的病人则对必须在团体中保持沉默感到极端挫败，且对该病人浪费了团体许多时间而感到气愤。

团体治疗师获取病人信息的其他来源

门诊病人团体治疗师已经和病人建立了很长时间的治疗关系，因此能比住院病人团体心理治疗师更深入地了解病人。但住院病人团体治疗师也有其优势，他们经常能获得病人不愿意（或尚未）对某位特定治疗师披露的信息，其信息的来源包括：精神科医生对病人住院时的病史采集及精神检查、个体治疗师对病人治疗过程的记录、护理记录以及病人与工作人员一对一讨论时分享的信息。

我始终强调病房团体治疗最好是通过互动式团体来进行，其基本重点是关注团体中所呈现的对此时此地的互动行为的分析。因此，团体外的相关资料或病史通常并不影响团体的运作，也不太影响团体治疗师在治疗中的决策。事实上，对治疗师（尤其是非全职工作人员）而言，要详细掌握当天参加治疗的每一个病人的各种资料是非常困难的。我们一般会建议至少要有一位协同治疗师是病房的全职人员，以便团体带领者能随时获取每天在病例讨论、护理报告以及查房中所得到的相关资料。

然而，有时候团体外的信息对团体的运作以及特定病人的治疗工作也会非常重要。请看下面在同一团体中出现的三个临床案例：

芭芭拉（Barbara），50 岁，已经参加过 5 次团体会谈，但并未获得任何治疗效果。她总是以一种模糊不清的方式向团体呈现她的需求，以致团体成员一直未能找出一个对她有用的方法。她说她需要想办法来消磨时光，需要找到某些令自己精神焕发的方式，需要重新构建自己的价值观体系，等等。她是一位比较强势的妇女，显然来自上流阶层且接受过良好的教育。她的这种行为举止使其他病人感到威胁，因此不愿与她接近。然而，治疗师却通过其他途径（护理记录和病人个体治疗师的报告）了解到某些重要且与治疗高度相关的资料。芭芭拉曾在生活中遭遇灾难性的打击：她的丈夫挥霍了家里的所有财产并抛弃了她，留下她贫困无依，没有任何收入；她的两个孩子也完全与家庭疏远，并已多年杳无音讯；她现在没有住所、没有钱、没有工作，她的东西寄放在仓库里，她不知道出院以后要去哪儿生活。

莱斯特（Lester），40 岁，两周来每天都参加团体治疗，他希望解决两个问题：第一，他和两个儿子间的疏离感；第二，他对病房中其他病人的悲惨经历无动于衷。莱斯特在团体中很少做富有成效的工作，他总是重复着一些东西，似乎在逃避什么似的。他也威胁到其他许多病人，因为他讲话总是条理分明、俨然一副受过良好教育的样子。莱斯特曾是一位医生助理，但是病房中的病人以为他是一名医生并以这样的方式称呼他，而他也并不主动去纠正他们的误解。

治疗师了解到有关莱斯特的一些其他资料，团体对此并不知情。首先，尽管他跟儿子之间确实有些失和，但这些陈年旧事与导致他入院的危机并不相关。他这次住院的导火索是正面临一项轻微的法律诉讼（他把租来的车久置不还以致被判偷盗罪），他是在开庭的当天以抑郁状态被送进医院的。

丽萨（Lisa）是一位 24 岁的神经性厌食症患者，因治疗厌食症而长期住院，她坚持每天都参加团体治疗已超过 4 周。她试图在团体中探讨其自我厌恶、对自身躯体形象的负面感受以及生怕被别人批判等问题。团体对她从未有过帮助，团体治疗师也感到苦恼和挫败，所以大家经常避免在团体中探讨她的问题。丽萨从未在团体中提及的是：她曾接触过多名个体治疗师，但由于她的阻抗和敌对太强烈，致使每一次治疗都只持续了很短的时间就中断了。在团体中，她一直不停地攻击她的个体治疗师，因为每次治疗时她的个体治疗师总是安排一名护士在场，她为此感到生气。

上述三个案例非常类似，我们可以明显看出，不仅病人的治疗工作遇到了很大的阻碍，而且团体的运作过程也受到阻挠而变得无效。这种无效感破坏了其他团体成员对治疗的信心。雪上加霜的是，团体成员中也有芭芭拉、莱斯特和丽萨的好友，他们很不愿意在团体中暴露和讨论与好友有关的某些内容，因为他们不想因此而"背叛"自己的同伴。这些病人对团体感到无奈、恼怒且深深受挫，其中一些病人甚至因而选择逃避团体会谈。

那么，在这种情况下治疗师该怎么做呢？首先，治疗师应竭尽所能地去帮助病人向团体提供缺失的信息。其次，万不得已时，治疗师可以向病人们指出他们好像被什么困难卡住了，团体似乎无法为他们提供帮助。最后，治疗师可以向病人提问：是否还有对团体治疗很有用的重要信息没有在团体中披露。

如果上述方法都不奏效，那么我认为治疗师应尝试以一种支持性、建设性的方式向团体提供病人的真实信息。当然，治疗师需要充分考虑这种做法对病人的影响。譬如说，对于偏执型精神分裂症病人，在任何情境下治疗师都不会披露其信息。因为病人必定会对治疗师暴露其个人信息产生强烈的负面反应，治疗联盟关系就会因此遭到彻底破坏。但是，如果治疗师认为未披露的信息对治疗成功至关重要，那么就要下决心把它公开。起初病人或许会感到窘迫或仇恨治疗师，但这种情感反应不会持续太久，并且会随着治疗的有效推进而获得补偿。

在披露信息时，治疗师一定要注意方式方法，不能让病人感觉自己被出卖了或受到了羞辱。以第一位病人芭芭拉为例，治疗师可以引导她对自尊进行探讨：自尊对她意味着什么，自尊给她带来的好处，以及她为了获得自尊而付出的代价。芭芭拉与团体一起讨论了她的自尊及其行为方式怎样在她和别人之间制造了隔阂。然后治疗师指出，根据临床资料，芭芭拉目前的情况很糟糕，但她却不让其他人了解其真实情况或者提供帮助，这让团体感到很受打击。

对于莱斯特的情况，治疗师也采用了相似的处理方法。他们指出，他在生活中习惯于照顾别人，却隐藏了自己的需求，从不接受别人对他的关照。治疗师启发他去思考，如果他把住院的真实原因暴露出来会是怎样的情形？他在病房中扮演的角色对他意味着什么？这与他的自尊有什么联系？对他而言，每天参加团体同时又把事实隐瞒起来，使自己根本不可能通过治疗来满足自身需求，又有什么意义？

丽萨的团体治疗师披露了她在个体治疗中所存在的问题，从而打破了团体治疗中的僵局。为了保持良好的治疗关系，团体治疗师鼓励丽萨去探究团体是否能帮助她解决这些问题。治疗师假设，这是否与她对权威人物，尤其是那些权威男性的感觉有关。为何她在团体治疗中显得那么胆小、害羞，但同时又那么大胆地对个体治疗师表露愤怒？她对团体治疗师是否同样感到愤怒，这种愤怒是否妨碍了她在团体中的治疗？

在上述案例中，治疗师在披露信息时都特意采取了温和的、带有支持性的方式，并且有助于治疗的进一步推进。同时，治疗师也发现，这样的策略可以使自己解除压力，并能更有效地进行工作，不仅能解决某一特定病人的具体问题，同时也促进了团体中其他病人的进步。对治疗进展中的重要信息坐视不管通常会造成极度的不安氛围，并且也意味着治疗师与这位隐藏信息的病人共同密谋制造了一种不利于治疗的形势。

住院病人团体治疗师担任的其他角色

在治疗团体中，门诊病人团体治疗师通常每周只见病人 1~2 次，虽然有时他们也会为遭遇危机的病人安排个体治疗。有些团体治疗师同时也对团体中的某些病人进行长程个体治疗。团体治疗师也可以给病人开药物处方或对团体中的病人进行婚姻和家庭治疗。不过一般来说，门诊病人团体治疗师的理想情况是只扮演一种纯粹的角色，没有其他工作角色的干扰，从而使得团体治疗的运作可以更加平稳和有效。

但是，对住院病人团体治疗师来说，在病房里不可能只是单纯地承担治疗师这一种角色。住院病人团体治疗师通常都是病房工作人员中的一员，必须以多种方式接触和服务每一位病人。在住院病房里，工作人员必须建立严格的管理制度和设定一些限制，这样的管理限制经常会导致病人的不满和愤怒。每个病房都会周期性地出现病人与工作人员之间的对立和抵抗行为，也许持续数天甚至数周。作为工作人员之一，团体治疗师也无法避免这种环境影响，他必须有所准备地在治疗团体中加以处理。

我们用一个临床案例来说明：克里斯蒂娜（Christine）是一名 25 岁的边缘性障碍患者，两周来一直是团体中的固定成员且连续参加了 10 次团体会谈。她是一位富有魅力的女性，惯于用生动的方式展现自己的生活经历并享受来自其他病人的同情和支持。克里斯蒂娜有冲动倾向，住院期间，在听闻关于自己工作的坏消息后，她竟把塑料袋套在头上试图自杀。

她的行为在工作人员中间产生了巨大的争议。有些人认为她在住院期间表现一直很好，此次的行为很明显只是虚张声势，因为当时周围有其他人在场，她还弄出很大的声响来吸引大家的注意力。另一方的观点认为，开放病房有明确的规则，病房中任何一位企图自杀的病人都必须被转移到封闭病房去。此外，克里斯蒂娜的个体治疗师也很关心她潜在的自杀倾向，催促医院尽快将她转移到安全的病房去。因此，她立即被转移到封闭病房去了。

　　当天的团体会谈十分混乱，团体成员对病房工作人员及团体治疗师感到非常愤怒。病人指责团体带领者冷酷无情、专断、墨守成规、不关心病人、缺乏人性。此外，病人认为治疗师太死板，不能灵活应对陈旧的规则。团体成员的态度相当一致，当天团体中的所有 10 位病人都对克里斯蒂娜抱有同情并对治疗师施加压力，让他改变把克里斯蒂娜转移到封闭病房的决定。

　　遇到这种情况，团体治疗师该怎么办呢？首先，他们不能违反身为病房工作人员的角色职责。即使他们不同意转移克里斯蒂娜的决定，也不适宜公开表示反对。这种工作人员间的矛盾和分裂如果公开表现出来，将会使大多数病人感到不安，因为他们需要一种稳定、和谐的外部医疗环境以帮助其从内在混乱的疾病状态中恢复正常。在这个案例中，团体治疗师采取的策略可能明显不同于门诊团体治疗师，后者在长程门诊团体治疗中，通常采取较个人化和透明的互动方式。当然，我并不是说治疗师不能对所发生的事件表达个人感受。通常的做法是，治疗师应该将自己的内心冲突与团体进行分享并加以澄清。团体治疗师可以带领团体成员讨论他们对克里斯蒂娜的关心，他们对她以这种方式中断治疗所感到的气馁，以及希望她能在新的病房接受及时有效的治疗。与此同时，治疗师也必须引导病人们讨论克里斯蒂娜潜在的自毁倾向，相信她的个体治疗师更了解她的病情，所以应该信任个体治疗师的建议。他们也可以共同分享对整个病房体系的关注：认可"开放病房不允许存在企图自杀的行为"这一规则的重要性，从长远来看，遵守这一规则对大多数病人是有益的。

当一位病人，尤其是大家所喜欢的病人，被转移出院或转去其他病房时，会引起病人群体的高度焦虑，这种焦虑其实源自更深层次的内心恐惧——担心被团体所抛弃。治疗师需要帮助团体成员澄清两种不同的情况：（1）病房工作人员不喜欢病人，将病人逐出病房，因为他不好或不可爱而抛弃他；（2）病房工作人员对病人的躯体和精神治疗负有责任。如果发现某一治疗措施对病人是不恰当或不安全的，那么将他转移到另一个更合适的地方是最基本的医疗责任——就像我们发现某种药物或治疗方法不安全或无效时对治疗方案进行修正一样。

一般来说，当焦虑反应过于强烈时，病人无法分清两者的不同，因此治疗师需要在各种场合坚持并重复自己的立场。对于新手治疗师来说，最难学习的是：尽管设定限制是困难的和不受欢迎的，但从长远来看，对病人是有益的且可以保障他们的安全。

护理人员担任团体治疗师所面临的一个问题是：与其作为团体带领者相比，在作为护士与病人进行日常接触时——特别是在一对一的谈话中——病人更愿意透露更多关于个人生活的信息。因此，护士经常感到他们必须扮演两种不同的自我角色。如果一名护士和一名无需每天都接触病人的治疗师一起带领团体，团体成员将以迥然不同的方式来对待这两位治疗师。当这种情形对某些病人造成困难时，最好的解决方法是公开讨论该问题。团体带领者正好可以借此机会向病人呈现良好的榜样，以强调在团体中进行自我暴露和自由讨论是没有危险的。

住院病人面临的巨大压力

很显然，住院病人团体治疗师的工作对象总是比门诊病人治疗团体的病人更严重。但同样重要的是，住院治疗本身进一步决定了病人对团体治疗的反应特点。我在前面已经提到过，对许多病人而言，住院预示着失败与受挫，这是他们在生活环境中所体验到的压力、混乱以及沮丧等各种情感的混合体。

住院同时也使很多病人因与家人和朋友分开而产生孤独感。虽然与不良环境隔离开来通常是有益的，但也存在许多不利因素。比如，团体治疗师不能像在门诊病人团体那样，期望病人能把其在团体中所学到的东西迁移到团体外的情境中并加以尝试，然后回来向团体报告自己的尝试结果，并对自己的学习和实践经验进行修正。

对很多病人来说，住院治疗强化了他们的依赖感，并使得这种依赖显得合情合理。医护人员给病人喂食，时刻关注他们的生理需求，相反，病人则无需承担任何现实的责任（如打扫房间等）。因此在团体治疗中，病人的"依赖性"也非常明显，治疗师必须想办法来对抗这种对依赖的渴求。

住院病人通常面临巨大的环境压力。他们中的一部分人没有稳定的住所、没有工作、缺乏社会支持和经济保障，很多人不知道他们过几天出院后住在哪里。治疗师需要意识到这些问题的严重性，但是根据我们对治疗目标的讨论，治疗师不应要求团体去处理无法有效解决的现实问题。

病人的心理困扰程度常常限制了团体治疗所能开展的工作类型。团体治疗师经常会对某个病人的心理防御机制达成重要的洞察和理解。此时，受过精神分析训练、具有心理动力学取向的治疗师会发现眼前就有大量可被分析的原始材料，这一巨大诱惑令人跃跃欲试。然而，他们必须时刻牢记，治疗师对病人心理动力问题的觉察并不意味着病人就有能力运用这种觉察以获得帮助。正确的时机是心理治疗能发挥效用的基本前提之一：有时候病人能够很好地利用内省力，而有时候他们根本没有能力倾听或者整合治疗师所给予的解释。过早的解释不仅是无效的，而且常导致病人的心理混乱，使得团体中本来有效的治疗工作被引向错误的方向而阻碍了治疗。

住院病人团体中的大部分病人都处于危机之中：他们极度烦躁，更迫切需要的是寻求安慰和生存而不是心理成长。但在心理治疗师的工作价值体系中，最高的目标是病人的自我成长、自我了解以及自我实现。作为治疗师，我们很自然地希望病人能获得这些方面的成长，也很难控制想帮助病人达成这些目标的欲望，但医院工作的实际需要抑制了治疗师内心的理想目标。住院病人团体的治疗师必须先帮助病人构建安全和有保障的心理基础，将更高级的心理成长工程留待病人出院后治疗他们的门诊治疗师去完成。

第三章
团体带领的策略与技巧

在前面一章中，我们探讨了住院病人团体心理治疗师所面临的一些临床挑战。住院病人在临床上有很多特殊性——如治疗的短暂性、精神障碍的严重程度与类型不同、小团体与整个大病房之间的关系等——团体心理治疗师需要根据这些具体情况来调整团体治疗的结构性问题：团体成员的构成；团体会谈的频率、时长和人数；团体治疗的目标；团体外的社交以及保密性问题。

在本章，我们将进一步讨论这些临床挑战如何影响住院病人团体心理治疗师的基本策略。本章主要介绍适用于所有形式的住院病人团体心理治疗的多种策略与技巧。在第五章和第六章，将分别介绍两种模式的住院病人团体：高功能水平治疗团体与低功能水平治疗团体。

第一节　单次团体会谈的时间架构

门诊病人团体治疗师具有纵向的时间优势：他们可通过多次治疗逐步形

成团体凝聚力；可以在数周或数月的过程中观察病人的发展；可以在长期的团体治疗进程中耐心地对病人的问题进行反复修通；可以连续数周关注同一个主题（通常情况下，团体的连续性越强，团体治疗的作用就越大）。

但在住院病人团体中，由于团体成员更替快、住院时间短以及每次团体会谈的成员组成都有很大变化——在连续两次的团体会谈中几乎没有完全一样的成员，事实上，很多成员都只参加一次团体会谈——所有这些都使治疗师必须对团体治疗的时间架构进行根本性的改变。

由此，住院病人团体治疗师不能采用纵向的时间构架，他们必须考虑到团体的周期可能只有一次会谈的时间。这意味着团体治疗师在每次团体会谈时，都应尽可能地提高效率和顾及每一个团体成员。也就是说，在单次团体带领中，治疗师需尽最大努力提高治疗成效。因为他们没有时间去建设团体，没有时间等待事情发展，也没有时间让治疗工作循序渐进。无论他们想做什么，他们都必须努力在一次团体治疗中达成目标，并且竭尽全力去达成。

单次团体会谈对治疗师的主动性要求很高——远高于对长程门诊团体治疗师的一般要求。住院病人团体治疗师必须使团体极具结构性且十分有活力，他们必须召集成员，积极主动地为成员提供支持，与每一个病人进行互动。在住院病人团体治疗中，被动、不活跃的治疗师是没有立足之地的。

第二节　团体的结构

在住院病人团体心理治疗中，非指导性的团体带领者同样也是寸步难行的！在门诊病人团体治疗中，许多治疗师倾向于提供结构性不那么强的治疗流程，如：许可团体成员去探索他们自己的方向，观察团体成员对模糊性治疗情境所产生的各种不同反应。但我们可以看到，对住院病人团体治疗师而言，探索性的治疗模式显然是一种奢侈和浪费。

门诊团体治疗师也可以依赖稳定的团体成员关系建立一个长期的团体文化框架。但是，正如我们之前讨论的，住院病人团体治疗师难以依靠结构资源，因此需要自己提供一个维系团体运行的常规结构。

此外，住院病人的精神障碍状况也要求团体具有结构性。病房内绝大多数病人的精神状态都是相当混乱的，他们易受惊吓且行为错乱，一种稳定的外部环境可以有效安抚他们的情绪。而令人困惑、容易引起人焦虑的情境，对精神紊乱的病人来说就是一种负性刺激。许多临床观察家都注意到，精神紊乱的病人如果被置于混乱无序的病房内，会感到极度的惊恐不安。

想象一下一位精神紊乱的病人首次入院所经历的种种：他被一群精神错乱、行为异常的病人所包围，他可能因使用药物而变得迟钝，他可能要认识一大群角色功能模糊不清的工作人员；由于许多工作人员穿着日常服装，使得新病人分不清谁是病人谁是工作人员；甚至，由于工作人员经常要遵循复杂的轮班制度，使得病人无法从外界环境中获得安全感。

要让病人感受到内在稳定的第一步是建立一个稳定的外部环境结构。当病人感受到外部环境的结构非常明确，也清楚地知道环境对自己的行为有什么要求时，他的焦虑感便会降低。一项回顾性访谈研究重点调查了出院病人对住院期间经历的团体治疗情境的评价。这项研究报告表示，绝大多数病人都希望带领者能为团体提供清晰、明确的结构。病人希望带领者在团体会谈开始时把气氛带动起来，并且明确指出团体会谈的方向。他们希望带领者能平均分配团体时间，积极推动每个团体成员参与其中，保证团体的讨论聚焦于治疗性话题，防止不着边际的病人对团体工作的影响，提供明确的团体任务与方向。基本上（极少有例外），病人们都希望他们的团体带领者坚定有力、积极主动且具有结构性。

这项访谈报告的结论也得到了临床实证研究的支持，住院病人团体成员和治疗师都认为，结构性团体会谈比非结构性团体会谈的治疗效果更好。

团体结构的模式

团体带领者会用以下几种方式来呈现团体结构：设置清晰的空间和时间界限；采用一种明确、果断且灵活的个人风格；为病人提供明确的导向与准备工作；制订连贯而清晰的团体流程。

空间和时间界限

稳定而有明确界限的空间范围有利于团体内在稳定性的建立。团体会谈最好能选择在一个大小适中、舒适但不空旷的房间进行。通常，我们倾向于选择这样一个房间：团体成员围成一圈后几乎能占满整个空间。特别重要的是，团体会谈需要在一个相对封闭但有界限的空间内进行，最好是房门能关闭的一个房间。由于病房空间有限，许多团体不得不在一个很大的公共活动室内进行会谈，或在一个无明显分界线的走道中进行。根据我的经验，这样的设置对团体非常不利，最好是在病房外另找一个房间，而不要在这样一个界限不清晰又不安全的地方进行团体会谈。

安排团体座位时最好让大家围圈而坐，治疗师应避免团体成员无法看到其他成员的座位（例如，三四位病人并排坐在长椅上）。如果团体中有成员不能清晰地观察到彼此，那相当于鼓励病人与治疗师交流而非相互交流，这样无疑会妨碍团体治疗的进行。

治疗师应尽量避免团体治疗过程被中途打断，会谈中所有迟到或早退的成员均应给予告诫。当然，理想的情况是，团体的所有成员在会谈开始时均能准时出席，而团体在会谈过程中也没有任何中断。通过回顾访谈研究可以清晰地看到，病人们显然都很讨厌迟到者所引起的中断。治疗师本人必须树立准时出席团体会谈的榜样，且每次会谈都要准时开始。精神较混乱的病人通常需要预先提醒并被协助带入团体治疗室。如果病人正在小睡，医务人员应在团体开始前至少 10 ~ 15 分钟将其唤醒。

工作人员应主动干预以保证团体会谈的出勤率，尤其是那些低功能水平的病人团体。而对于高功能水平的病人团体，我们也许会采取不同的策略，让病人自由选择参加（采取这一策略的理由将在第五章中阐述）。在带领高功能水平团体时，我一直坚持一条原则，即迟到者不得进场（不管其理由是否充分）。一旦房门关闭，团体即不容许受到侵犯。这么做当然会导致一些迟到三四分钟的成员对不能进入团体而感到愤恨，但这样的规定对团体来说肯定利大于弊。治疗师的行为让团体成员感受到其对团体时间的重视，并希望大家都能充分利用宝贵的团体时间。大多数团体成员都赞成不让迟到者进场的决定，遭到拒绝的病人虽有短暂的不快，但在下次团体会谈时一定会准时出席。

大部分带领者对如此严格的门禁制度感到不安，因为这么做似乎违背了临床培训准则——不得拒绝一个有治疗意愿的病人。尽管存在这样的不安，治疗师同时也相信这种限制最终是有利于治疗的，不仅对团体有利，而且对迟到者也具有帮助作用。如果治疗师内心存在两种互相矛盾的感觉，最好的方法是在团体中把它提出来并与成员共同讨论。此外，治疗师最好在本次团体会谈结束后告诉因迟到而被拒绝进场的病人，团体并无排斥他的意思，再次向他解释团体规则，并邀请他下次参加。

"迟到者不得进场"的制度还给团体带来了额外的好处。很多社会心理学研究发现，如果对加入团体设置一些障碍和限制，病人必须经由努力或做些牺牲才能进入团体，那么他必定会认为团体是更具价值的。这种条件限制会使病人对团体抱有较高的心理期望，如第一章中所说，许多证据显示病人的期望越高，团体的治疗效果就越好。换言之，如果病人越重视团体，相信它会产生效果，那么事实上团体也就越容易发挥它的效能。

同时，我们也希望团体成员不要提前离开。处理早退者比迟到者更复杂，因为高焦虑的病人如果不被允许离开房间会变得更加焦虑（特别是那些有幽闭恐惧倾向的患者）。因此，治疗师最好只是单纯地表达一下希望成员们能全程参加完团体会谈的意愿。在团体开始前，治疗师可以对那些看上去极度活跃或非常焦虑的成员进行确认，询问他们是否能够完整地参加完本次团体，如果他们表示不能，那治疗师可以建议他们不要参加当天的团体会谈，等他们觉得自己状态比较稳定时再来参加。在低功能水平的病人团体中（详见第六章），病人早退的现象会更加频繁，但不管怎样，只要他们还留在团体中，治疗师都应给予更多支持。在通常情况下，治疗师也可以与病人达成协议，要求病人允诺每次会谈都要尽量多待几分钟。

在团体治疗过程中，如果病人对团体中发生的事件感到不舒服而决定离开现场，治疗师当然不能阻止其离开。但是，治疗师也可以针对某些特殊情况对方案进行调整。有时，治疗师可以根据某些病人的个人治疗目标特意在团体中设定一些情境。例如，某病人长期以来总是逃避冲突情境，并且自己也表示想改变这种适应不良的模式，那么治疗师就可以施加一点压力来提醒病人这么做有利于其解决问题。治疗师可以这样说："约翰，你现在看上去相当不舒服，在这种情况下要你留下来是很困难的。但是，如果你坚持一下，在团体里多待一会儿，我认为将是非常有意义的。还记得你想改变什么吗？是的，改变自己的人际交往模式——当你觉得不舒服或生气的时候表现出来的与人交往的方式。现在就是一个非常好的改变契机。如果你离开了，你只是在重复以前的行为模式罢了，不会有任何改变。"

如果病人看起来更加焦虑或心神不定，治疗师可以安抚他或建议他在接下来的时间里只需要倾听就可以了，以此鼓励病人尽可能留在团体中。如果病人感到害怕，治疗师可以建议他换个座位，改坐在协同治疗师旁边。当然，治疗师也可以请病人在剩余的会谈时间里坐在团体圈外或观察室（如果有的话）内对团体进行观察，有时候这么做也是有效的。如果病人心烦意乱，坚持要离开房间，那么协同治疗师应陪同病人离开，并告知另一位工作人员该病人当下的不适状况。

在通常情况下，住院病人团体可以做到准时结束会谈，因为大多数住院病房都比较紧张，团体所使用的房间常常还需要接着安排其他活动。总的来说，准时结束的设置是有益的。在极个别的情况下，当准备结束时，治疗师可能会发现团体正在讨论一个极为关键的问题，不得不延长几分钟。但作为一般原则，准时结束与准时开始是同样重要，这样才能给病人一种前后连贯、结构一致的感觉。

治疗师的个人风格

治疗师的个人沟通风格也会极大地影响团体的结构化程度。一位坚定、明晰、果断且同时能合理解释自己行为的治疗师，会让那些敏感、易受惊吓、混乱不安的病人感到更安心。

在住院病人团体中，突发的破坏性事件并不少见。在多数情形下，病人会变得言不达意、精神错乱，甚至进行挑衅争斗或恶意破坏。理想的情况是由团体成员自己去处理这些危机，以增强他们的自我控制感以及个人和团体的自主性。一般而言，在门诊病人团体中，团体治疗师倾向于让危机持续存在一段时间，并仔细观察团体是如何进行自我拯救的。带领者的最终目的是引导团体成员分析这类破坏性事件在他们内心深处所引发的种种反应。

然而，在住院病人团体中，如果治疗师面对严重的破坏性事件却保持一种被动或非指导性的态度，则是极其错误的。住院病人多半因为过于惊恐、陷入了重大危机或承受了过度的压力而无法有效应对这样的破坏性情境。如果治疗师在这种情境下能够沉着冷静地果断处理，那么病人就会感到安心并认为团体是非常安全的。举例来说，当一位躁狂病人正处于完全无法自控的状态时，让此病人继续留在团体毫无意义，病人自己不会因任意胡为而感觉好受，而其他成员也会对该病人感到愤怒，认为他占用了大家的治疗时间。此时，治疗师必须态度坚决、沉着果断地告诉这位躁狂病人，应保持安静并学习聆听别人，如果该病人仍无法自控，那么治疗师可以要求他暂时离开团体。

治疗师采取的这种果断而坚定的干预行为，会让其他病人感到很轻松和安心。偶尔，也会有某些病人对治疗师的果断态度比较介意或觉得受到了威胁，但这时治疗师若能就该事件在团体中进行讨论，并给出相应的回应，这些病人就会渐渐释然。治疗师在团体中呈现自身的矛盾感受是一种很好的示范。例如，治疗师要求某位病人保持沉默，并确信这么做对病人和整个团体来说是最好的解决方法，但又担心这种做法可能会伤害到该病人。此时，最好能从团体中征求一些反馈。可询问团体成员是否觉得治疗师过于严格或苛刻？是否觉得治疗师这么做是在拒绝病人？又或者觉得治疗师这么做反而让他们感到很放松？

有时候，团体会陷入漫长、过于理智化且不涉及个人感受的空谈中，治疗师会觉得这样的讨论没有建设性作用。在门诊病人团体中，治疗师可以耐心地指出团体到底在做些什么，希望团体成员自己能有所领悟。但在住院病人团体中，治疗师最好采用更直接的、指导性的干预方式，而不要过于温和、婉转。团体会喜欢较直接的处理方式并从中受益，例如，治疗师可以这样说："显然，我们现在所谈的是对团体中某些人而言非常重要的课题。但我也有某种强烈的感受，对团体来说这似乎并非最适合的内容。如果团体能聚焦于讨论我们和他人交往、沟通时的感受，也许会更有帮助，因此我认为，如果我们能回到……的话题上，会不会更好一点。"（带领者可提供一些具体、明确的可选话题供大家讨论。）

治疗师应确保团体有一个连贯的、认知性的框架，这个框架与团体目标和过程是契合的。治疗师要把这个框架告知病人，当然，这并不是说要把团体治疗架构中的每一个要素都明白地告诉病人，这么做既不现实，也无临床上的必要性：有些疗效因子说得太明白了反而不能产生效果（比如，通过团体接纳来提升成员的自尊）。此外，某些疗效因子（诸如利他主义及普同性）需要某种程度的自发反应，如果表达得过分清楚效果反而更差。然而，治疗师还是需要向病人阐明团体的众多优势。带领者如能用简单、通俗的语言解释团体治疗方法背后的理论基础，则不仅可以给病人提供有用的结构，同时也能帮助他们更好地参与团体治疗活动。

当病人能清楚地理解团体治疗目标以及要达到该目标自己所需的努力时，他们就会在团体治疗中投入更多精力。各项研究证明，如果病人觉得团体正在处理重要而相关的话题，正在朝着一个明确的目标前进时，他们对团体就会有较高的满意度。

在以往的训练中，心理动力学取向的治疗师没有学会如何明确地对团体治疗的目标和过程进行指导。他们习惯于观察病人在无结构的团体治疗期间所表现出来的种种反应，研究病人的自由联想，促使病人在治疗期间进行轻松自然的心理转变。但是，住院病人团体治疗师则一定要学习如何采取明确、直接和指导性的方式来促进治疗过程。他们必须在每次团体会谈的最初几分钟内就简单明了地提出团体的工作方向，并在整个会谈中持续保持这种明确性和指导性。

团体引导及准备工作

治疗师可利用团体开始的最初几分钟来构建本次团体会谈的主要框架。治疗师可先向团体宣布正式开始，然后直接展开团体会谈，此时可介绍和引导新成员进入团体治疗。即使并无新成员，此时也必须重新简要陈述团体目标及团体的工作程序。如我一直强调的，外部环境的结构性可促进病人内在结构的建立，而每次团体会谈的开端即是建立结构的关键时刻。若有观察者在场，治疗师应在团体会谈开始时即告知成员。

在高功能水平的病人团体中（详见第五章），如有新成员加入，团体开始时可以用下列方式介绍新成员：

约翰，我是欧文·亚隆，这里是每天下午 2 点举行的为时 75 分钟的团体治疗，这是我的协同治疗师_____，在接下来的四周里，每周一至周四她都会出席，周五有另一位精神科护士代替她。这个团体的目的是帮助成员们对自己的问题有更多了解，并学习更多关于人际沟通和建立关系的一些方法。来此住院的人们都有各种不同的重要问题有待解决，不过多数人所共有的一个问题是：他们对自己的某些重要人际关系感到不愉快和不满意。当然，大家也会有很多其他方面的重要问题，但那些问题可通过其他治疗方法加以解决。团体治疗的最大作用是帮助人们提高对人际关系的理解。我们的工作方法之一是在团体中集中讨论这种人际关系问题，特别关注团体成员之间的互动关系。在这里，你与其他人之间的沟通做得越好，在现实生活中你就越能更好地与别人进行沟通。

大家应该知道，在几乎每次会谈中，都会有观察者通过单向玻璃来观察我们这个团体（我指着镜子跟麦克风，让大家尽可能清楚地了解周围的环境）。观察者通常是医学院的学生或病房的其他工作人员。在我跟大家沟通此事之前，任何人都不能未经许可就对我们的团体进行观察。

在团体开始时，我们会按顺序请每位成员都谈一谈各自生活中面临的问题，他们想在团体中解决哪些问题。在提完问题后，我们会尽可能地逐一讨论。团体会谈结束前 10 分钟，我们会停止讨论，询问所有在场成员对本次团体会谈的感受如何，是否有某些感受必须在团体结束前处理。

这样的开场白具有以下几项功能：提供了关于团体时间、空间及程序方面的结构；为团体破了冰；可以作为团体的一个正式开场；为团体心理治疗做了简要的准备工作。

团体治疗前的准备工作

大量研究文献表明：如果治疗师能系统地为病人进行团体治疗的准备工作，那将促使病人在治疗过程中取得重大进展（在个体治疗中也有类似的证据）。在长程门诊团体治疗中，标准的工作程序是：病人在正式进入团体之前，应由治疗师对其进行个别访谈，以便为即将开始的团体治疗做好准备。

在为门诊病人团体治疗做准备工作时，治疗师会清楚地向病人说明团体将如何发挥功能以及成员在团体中能做些什么来促进治疗效果。治疗师会简要地介绍有关心理治疗的人际理论，向病人阐明人际关系的重要性以及人际关系障碍如何影响病人的症状。治疗师会告知病人，通过与团体成员进行互动，可以帮助他们了解自己是如何在现实生活中"创造了"适应不良的人际环境的。治疗师还会预先提醒病人，团体中可能会发生一些阻碍：困惑、沮丧、因未能得到足够的关注而产生的挫败感，等等。治疗师也会与病人讨论其对团体治疗的一些错误看法，可能的话，治疗师可以强调团体治疗并不是廉价的二等治疗，以此来加强病人对团体治疗的信心。事实上，团体提供了一个宽广的舞台让成员们从中了解别人对他们的看法以及如何与别人建立关系，因此，团体治疗是一种极其独特且非常有效的治疗方法。

然而，在忙碌的住院病人工作中，却没有足够的时间来做如此充分的准备。因此，团体治疗师必须在有限的短时间内尽可能地为团体治疗做好准备工作。我一般会建议治疗师和成员们一起分担准备及导向介绍的工作。例如，治疗师可要求其中一位老成员告诉新成员团体的目标和工作程序，然后询问其他成员是否还有补充说明；如果治疗师认为还有其他要点未被说明，自己也可加以补充。这种方式不仅可以增强团体成员的参与感，同时也能让成员更好地感受到团体及其过程是属于他们自己的，并不是别人强加给他们的。

至于那些来自社会较低阶层且对心理治疗没什么概念的病人，需要对他们进行强化教育以完成团体治疗的准备工作。一位研究者比较了急性病房内进行系统准备和未进行系统准备的病人在团体治疗中取得的进步。从前五次团体会谈中获得的资料显示，有准备的病人的治疗效果更好，他们乐于分享，主动与人沟通，积极进行自我探索，常常带头在团体中发言。

在另一项研究中，病人在住院的前四天里被安排参加入组访谈。入组访谈中所介绍的团体流程对促进病人更快地融入团体并顺利进行治疗有很大的帮助。遗憾的是，大部分急性病房因病人住院时间太短而不可能单独对他们进行这样的团体准备工作，以致准备工作必须在团体会谈的开始阶段进行，而不是提前专门进行准备。

准备工作的重要功能之一是消除治疗师与病人在治疗期望值上的认知差

异。一项关于住院病房中病人与工作人员相互期望的研究显示：病人期望工作人员乐于给他们提供建议，而工作人员则期望病人进行更多的自我引导。病人与工作人员对治疗期望值的明显差异必然会引起混乱而妨碍治疗联盟的形成。在短程治疗中，治疗师一定要向病人指出清楚、明确的引导方向。

对团体来说，明确的准备工作也可以降低病人的担忧，使他们能更好地参与团体而不伴有严重的焦虑。病人在团体治疗中通常会感到焦虑，因为他们长期存在人际关系方面的困扰，现在要在一个治疗团体中与他人坦率地讨论自己的人际关系，的确是一件很有压力的事情。从理论上说，适度的焦虑对治疗上的成长是必要的，焦虑可增强病人在团体中的警觉性及治疗动机。但过多的焦虑会让团体治疗停滞不前。在团体治疗过程中，来自病人自身心理障碍的焦虑（原发性焦虑）不可避免地会产生一些影响，而带领者很难在团体会谈的最初阶段就减轻这种焦虑。不过，带领者却能找到很多方法来预防继发性焦虑——病人处于一种模糊不清的治疗情境中所产生的焦虑。许多研究显示：团体目标模糊不清、实现该目标的方法不明确以及对病人的角色期待不清晰，都会增加成员的焦虑感、挫败感以及在团体中的消极行为。

一致且连贯的团体流程

团体的目标清晰且具有结构性是非常重要的，许多临床专家都赞同高度结构化且有明确设计、步骤分明的团体。有一个病房设计了一种系列性的"阶段团体"（step groups），病人需从低到高循序渐进地学习，每一阶段均制订了一套需要学习的特定的行为技巧。例如，在初级阶段主要强调良好的目光接触、学习倾听和理解他人等。第二个阶段是指导病人提出开放式问题，把疑问句转变成陈述句，表达内心的感受等。高级阶段则教导病人如何给予、接受他人的反馈以及进行自我暴露。临床专家报告说，这种做法远比非结构化团体有效。

我个人的经验是，高度结构化的工作方式对低功能水平的病人团体尤其有效。在第六章中，我将详细讨论这类具有结构化模式的团体。但需要注意的是，团体结构强调的是提供结构的过程而非内容，这才是关键所在。一项很有趣的研究计划正好阐明了此观点。研究者把病人分配到三组不同的团体中：（1）经过精心设计以问题解决为导向的团体；（2）只是单纯地在一起阅读一些喜剧作品并在团体结束前 15 分钟加以讨论的团体；（3）对照组，即待在病房内根本不参加任何团体的病人。

行为导向的研究者花了大量精力，试图证明在小型病房内一个具有良好设计的、以问题解决为导向的团体模式的优越性。然而他们发现，阅读喜剧作品的团体在许多重要维度上都产生了与问题解决导向团体一样好的治疗效果。而没有参加任何团体治疗的对照组则明显不如前两个团体。此项研究得出的重要结论是：给病人安排某个"特定的"治疗任务并没有那么重要，重要的是有一个任务就可以，也就是说，给这个团体提供某种程度的结构性，而不是将病人置于某种高焦虑、充满模糊性的情境中。

团体的结构性对治疗师而言也同样重要。带领团体常常会引发焦虑。治疗师经常面对诸多强有力且经常较原始的基本负性情绪。许多病人会争夺带领者的特别关注，而带领者总免不了会让其中某些人失望或受挫，于是这些人就会变得愤怒和不领情。精神病人的团体治疗尤其容易引发治疗师的焦虑，其治疗进程缓慢、效果不明显且经常使人困惑。更糟的是，团体治疗师的工作暴露在公众视野里。对他们而言，没有单独的保密性治疗会谈，其治疗工作就是在光天化日、众目睽睽之下面对所有的团体成员。

据说苏利文（Harry Stuck Sullivan）有一个关于"心理治疗"的定义："心理治疗是两人共处的情境，其中一个人的焦虑少于另一个人。"治疗师如果陷入众多焦虑情境中，将是对苏利文定义的亵渎，根据该定义，一个比病人更焦虑的治疗师，是不可能对病人有所帮助的。

无论对治疗师还是病人而言，团体治疗中的模糊性都会激发焦虑反应，而治疗师通常利用治疗模式所具有的结构性来防御这种源于心理治疗本身的焦虑。团体治疗采用哪种结构模式并不重要，重要的是，无论如何要有一个结构。发展一个认知结构可以使治疗过程变得井然有序，治疗师也可以因此感受到一种内在的秩序感及掌控感，而治疗师的这种内心感受将会自动地传递给病人，并在病人心里形成一种相对应的清晰感及自我掌控感。研究显示，病人对团体治疗的满意度与治疗师对同一团体的个人满意度、对团体的兴趣及对团体的理解的自我评估呈显著的正相关。

治疗师可以利用的最强有力的团体结构设计技巧是：创建一个一致、明确的团体治疗会谈程序。虽然团体依其不同组成（不管是功能式团体还是小组式团体）而有不同的会谈程序，但在大多数住院病人团体治疗中，都会有一些自然的分界线。

1. **开始阶段**。我在本章中已经谈过治疗师如何开始团体会谈、介绍和引导新病人，以及为新病人参加团体进行简要的准备工作。一般来说，这些需要在会谈开始前几分钟内完成。

2. **确定任务**。在这个阶段，治疗师要尝试确认在本次会谈中团体应采取的最有利的工作方向。通常，不要一下子就轻率地深入讨论会谈中提出来的第一个问题。这样做会使治疗师错过其他可能更重要且更有成效的议题。治疗师可通过多种方式去发现团体会谈的任务。治疗师可以纯粹地聆听前几位病人在开始时所谈论的事情；也可以建议大家系统性地进行"轮流发言"，让每个人都谈谈自己已在这次会谈中想要分析、解决或完成的事情。如果治疗师认为已经发现了一些代表性的话题，即可进入下一阶段。

3. **讨论任务**。此阶段为团体治疗的主要部分。在获得相关议题后，治疗师可以明确定义它们并尽可能让更多的病人参与讨论。

4. **结束阶段**。在最后几分钟，治疗师可指出治疗时间已到，结束前将花一点时间对整个会谈进行总结和回顾。这样的回顾可采取多种方式进行：治疗师可逐一询问病人对此次会谈是否满意，鼓励他们指出其中的不足；也可引导那些不主动参与会谈的病人表达他们对会谈的感受；也可关注会谈暴露的不足——未完成的任务或病人离开前必须处理的不良情绪；还可以就本次团体会谈取得的成果予以回顾或进行简要说明。

团体结构的不足

团体的结构是否存在不足呢？当然存在！过多的结构性与过少的结构性一样有害。尽管病人渴望且要求治疗师给予团体一定的结构性，但过多的结构性却会阻碍病人在治疗中的成长。如果带领者为病人做了一切事情，病人就会更加消极被动。因此，在团体治疗初期，团体的结构虽然能给易受惊吓和精神错乱的病人提供一种安全的保障，但持续僵化的结构最终会导致病人幼稚化，而且还会阻碍其自主性的发展。

针对这一现实矛盾，实证研究提供了足以让人信服的证据。1972 年，我和同事就大量会心团体带领者的行为对团体成员治疗效果的影响进行了研究。（该研究的对象并非住院病人，而是功能良好的年轻成人，然而，在相当程度上，我们依然可以据此推断出团体动力的影响。）

在该研究中，有两个特别有意义的发现。研究者对每一位团体带领者所提供的团体结构化程度进行量化评估（计算其使用的结构化练习的次数），并验证结构化程度与成员治疗效果之间的相关性。研究结果显示：在团体治疗刚结束时，团体结构化程度与成员对带领者带领能力的评估呈正相关。也就是说，在团体刚结束时，带领者提供的结构性越强，团体成员越倾向于肯定其带领能力。

然而，另一个有关的发现显示：带领者使用的结构化程度与团体成员在6个月内取得的治疗效果呈负相关。换句话说，带领者提供的结构性越多，成员在团体结束6个月后取得的正向成长越少。这两项发现意味着：虽然成员喜欢提供最多结构性的带领者，但与这样的带领者一起工作却得不到真正有意义的成长。

这项研究的第二个主要发现来自观察者基于以下两个维度对带领者的行为进行的详细研究：（1）全部活动，包括带领者讲话的次数、所做的干预行动的次数；（2）执行性、管理性活动，包括带领者所做的时间安排、提供的团体结构以及设定的限制等。结果发现，这两个维度的结构化行为与团体刚结束时及结束6个月后的整体正向疗效呈曲线性相关。此结果表明，带领者的活动、管理行为太多或太少，都会对成员的积极成长造成伤害。中道才是正确之选。结构性行为太少会导致团体缺乏目标、游离不定；太多则限制了成员的成长。

因此，团体带领者好像处于两难境地。一方面，他们必须为团体提供结构性；但另一方面，他们又不能提供过多的结构性，以致病人无法学习如何利用其自身资源。治疗师的基本任务是强化团体结构的优势，同时减少其带来的不足。战胜这种两难境地的办法，就是我在本书中一直强调的一个通用原则：团体带领者必须保证团体结构能够促使每位成员发挥其自主性。

第三节 团体支持

短程住院治疗必须配合相应的出院后治疗计划，才能获得更好的治疗效果。住院病人团体治疗的主要目标之一就是要加强病人在出院后继续接受门诊治疗的意愿。事实上，如果团体治疗其他什么都不做，仅仅鼓励病人出院后仍继续接受心理治疗，尤其是团体心理治疗，也是一种有效的干预方式。

因此，当务之急是要让病人在团体治疗中获得积极的、富有支持性的体验，这样他们才会在出院后继续参与团体治疗。治疗师必须在团体中创造一种温暖、具有支持性和建设性的治疗氛围。团体要让病人们感到安全，让其感受到团体是一个可以倾听、接纳、理解他们的地方，而病人也应学习如何信任团体。

住院病人团体治疗并不是一个充满面质、批评或表达和检验愤怒的地方。我们在临床工作中形成的共识是：如果要让住院病人团体治疗达成治疗目标，应尽量避免这些情绪问题。当然，有些病人需要一定程度的面质。例如，反社会或操纵性的病人通常无法通过治疗中的持续性支持及同理心而产生有益改变。不过即便如此，对团体治疗师来说，最好的做法是宁可"忽略"这类病人的需求，也不能冒险让其他大多数病人觉得团体不安全。

大量研究文献显示：无论是个体还是团体治疗，治疗结果与治疗师跟病人之间的支持性及同理关系呈正相关。例如，在一项关于会心团体的大规模调查研究中，研究了不同的团体带领方式和带领者行为与团体成员治疗结果间的相关性。虽然带领者的特质（如主动性及指导性）与治疗结果存在曲线性相关（即带领者的指导性太多或太少均不利于治疗），但带领者的支持性与成员治疗结果则有着相当显著的正相关（带领者给予团体成员的支持越多，治疗效果就越好）。

不仅有大量的验证性研究结果证实了在团体中保持一种积极的、非评判性的、接纳性的医患关系是非常重要的，而且也有非常多的回顾性研究表明，病人们是多么看重治疗师对自己的喜爱和重视，也十分感激治疗师关注并强化他们身上的那些积极品质。许多年前，我和我的一位病人订立了一份非同寻常的治疗协议。出于某种特别的原因，病人同意记下每一次治疗的感受以及对治疗的印象，每周都封好并交给我。我也做同样的事，并把每周的摘要交给他①。它相当有意思地把治疗师认为对治疗有帮助的地方和病人的看法加以比较。我那些自认为很高明的假设和解释对病人重要吗？实际上，对这些病人根本就是充耳不闻！相反，她在治疗中所关注和看重的是我对她表现出来的那些温暖的、（我自己难以察觉的）个人化的、支持性的言论，这些言论可能涉及她的外表、她处理某一特定情境的方式以及她在会谈中的表现。

在每位精神卫生专业人员的成长教育中，个体治疗体验都是非常重要的基本要素。我认为，当本书的每位读者都能回顾自己过去的治疗体验时，他们会对治疗师对自己的接纳与支持报以相当的感激和珍惜。当然，我也深刻地铭记和珍视数十年前自己在治疗中所感受到的来自治疗师的温暖、关切及对我的肯定。

在团体治疗情境中，治疗师的个人支持代表着另一个额外的维度。治疗师要跟团体的每一位成员进行互动，因为其支持行为有助于形成团体标准（规范或不成文规定）来影响所有团体成员的行动。治疗师创设团体规范的

---

① 几年后，我们把双方共同写的治疗感受放在一起出版了一本书，名为《日益亲近：心理治疗师与来访者的心灵对话》（*Every Day Gets a little Closer：A Twice-Told Therapy*）。

方式有很多：可以明确地设定规则，也可以强化团体中的某些行为类型并消除其他类型的行为（明确反对、不鼓励或对某些评论不予注意而间接地消除）。总之，治疗师对病人行为模式的反应方式是形成团体规范的最重要的途径之一。

尽管"支持"对于心理治疗的最终结果所起的作用如此重要，但它在心理治疗的概念体系或培训课程中却没有得到相应的重视。"支持"常被认为是理所当然的，甚至被认为是肤浅的；人们常常以为治疗师"当然"会支持病人。许多治疗师视"支持"为"赞美"的同义词，因而认为这样简单的行为无需在心理治疗的训练中进行详细探讨。在接下来的篇幅中，我的目标是要指出提供"支持"（以及创造支持性的团体气氛）并不是一种简单的、自动化的过程：它与心理治疗中的其他技术一样，需要治疗师高度专注、敏感及准确把握时机。

如果我们试着对治疗师的"支持"下一个定义或给出一个完整的描述，便可觉察到其蕴涵的多层面本质。治疗师可通过言语或非言语的形式来表达他对病人的接纳、重视或喜爱，以此来支持病人；也可通过对病人的尊重来表达支持；或者通过确认并强化病人的内在力量与优点来表达支持。治疗师对病人的支持并不是去瓦解他们的防御机制，而是支持、鼓励病人以至少比过去有效一点的方式继续使用这些防御机制。治疗师要鼓励病人身上那些能获得别人更多重视的行为（同时弱化病人身上可能导致他人拒绝或不支持的行为）。治疗师可借着尽可能深入的共情来支持病人。通过理解并分享病人的内心世界，治疗师可让病人感觉没那么孤单以及有人理解他们。病人在被治疗师深入理解的过程中，同时也会感受到治疗师是非常重视他们的，希望能够进入他们的内心世界，细致体察他们的个人经验。

"支持"并不是治疗师"理当"提供的东西。事实上，许多正规的心理治疗培训课程常在不经意间压制了治疗师支持病人的自然倾向。治疗师变成了精于探测病人弱点的病理学专家。在极端情况下，这一倾向甚至会导致治疗师以怀疑态度去看待病人的正向特质，如仁慈、宽大、勤奋以及道德责任，所有这些都以还原论的方式被解释为精神病态。更有甚者，治疗师对移情和反移情现象是如此敏感，以致退缩不前，无法和病人建立人与人之间最基本的支持性关系。我清楚地记得，20多年前参加一次精神分析方面的研讨会时，大家曾为该不该帮一位年长的女性病人脱外套而激烈地争论不休。因此，作为治疗师，我们有时需顺应自己的天性，自然地去支持团体中的住院病人。在一定程度上，这需要治疗师"否定"在专业训练中接受的对待病人的态度。

承认病人的贡献

以下是一个关于"支持"的案例，案主是一位有严重边缘性障碍的患者，这是她第一次参加团体会谈。病人名叫罗娜（Lorna），一开始就谈到她那无所不在的非真实感。她说她不知道自己是谁，不知道自己从哪里开始，也不知道别人在何处结束。当她听到别人说起某些事时，她会立即当作自己的感受，因而她无法信任自己有任何真实的个人体验。在会谈一开始，治疗师就鼓励她对自己的真实感进行检验，方法就是帮助她去体会自己的感觉。例如，罗娜提到房间里的麦克风嗡嗡作响令她烦扰，当她这么说时，其他成员也说听到了"嗡嗡"的声音。其实这是因为单面镜后面有观察者在观察团体，由于音频系统造成了回声，观察者随即通过调小音量而消除了这个问题。治疗师的干预方式是告诉罗娜，她确确实实听到了嗡嗡声，她自己并不喜欢这声音，且对这声音提出了反对意见。她的反对得到了团体中其他成员的客观支持及确认，他们都感激罗娜提出了这个建议，因为随后这个问题就得到了有效的修正。

在之后的会谈中，罗娜给了团体中的一位男性成员鲍勃（Bob）一些反馈。在治疗过程中，鲍勃一直是比较阻滞的。罗娜说她觉得鲍勃看上去非常小，但当他站起来时，却惊讶地发现他竟然这么高大。罗娜的话启发了鲍勃对自己进行思考，他开始谈到他是如何不想长大成人，他内心是如何胆小而脆弱，以及他希望女人们就这样看待他。很快，其他成员也都谈及他们观察到的鲍勃的姿态、举止以及矫饰风格——对鲍勃而言，这些观察有着深刻的指导意义。

在接下来的会谈中，团体在试图了解另外两位成员在沟通上遇到的困难时似乎有点停滞不前。罗娜主动发表意见，她觉得去谈论两个人之间的关系似乎是"非法的"、不合适的。她说不清为什么，但就是觉得这样做就像一名侵犯者，而她实际上无权去探问他们的任何隐私。她的看法起到了抛砖引玉的作用，很多人接着表示自己也有类似的感受。不久，这两位成员谈到了以下事实：他们之间曾有过一段"短暂的罗曼史"，而这场恋爱经历让他们很难待在同一个团体中。

在这次会谈的最后，罗娜谈到大家似乎都会偷偷看一下治疗师，她感到团体中的每一位成员都在争取治疗师的关注。罗娜的觉察再次推动其他成员一起参与到一个极富建设性的主题讨论中，大家都开始关注自己想讨好治疗师的愿望。

治疗师通过强调罗娜在团体中所做的贡献来支持她。治疗师明确地表达了自己对罗娜拥有如此高度的敏感性感到惊讶，并肯定了她的能力：在第一次进入团体时，她就能准确无误地捕捉到许多重要问题，使得这些数次阻碍团体会谈的问题终于得到了解决。罗娜能察觉到自己拥有这样的能力吗？治疗师表示怀疑。她是否会信任和欣赏自己的人际交往技巧，看到自己有能力帮助别人发现和了解自己？除了提供支持外，治疗师还帮助病人重新建立了自我界限，并强调就是她——罗娜——拥有那么强大的人际敏感度，并且对他人有如此大的帮助。

在很大程度上，这次会谈结果促进了罗娜快速地重新整合自我，并开始重建自我价值感以及对自我的认同感。

认真对待病人

另一个有关"支持"的案例来自一位名叫查尔斯（Charles）的病人，他在和治疗师建立关系方面存在相当大的困难，但却热衷于在治疗人员的团队中帮人配对，暗中破坏工作团队的同盟关系。治疗师知道查尔斯对权威人物的态度总是互相冲突，因为他有一个经常羞辱他的权威老爸。在团体中，查尔斯同样觉得治疗师轻视他，没有慎重地看待他。例如，他指责治疗师从未聆听或尊重他对团体中其他病人（特别是某些女性病人）所做的观察或提出的建议。如果治疗师提出了自己的一些观察，特别是当该观察也得到其他成员的支持时，查尔斯就觉得既挫败又愤怒。

治疗师对查尔斯进行回应的一个可能方式是解释他的行为，也就是说，他这么做是为了团体中某位女性而与治疗师竞争，以此作为他面对治疗师所产生的无能感的一种补偿。尽管有许多临床资料支持这样的动力学解释，但这样做却会让查尔斯抵抗治疗。因此，治疗师最好不要对查尔斯的行为进行解释，而是支持他尝试去找一些新的方式回应具有权威地位的年长男性，此种做法对他更有帮助。事实上，查尔斯能够公开批评治疗师并试图与他竞争，这本身就是一种健康的适应性行为。治疗师应该重视查尔斯的反应方式并进行积极引导，如果只是给他一个分析性的解释，只会使他更受打击。

治疗师的职责是倾听查尔斯的发言，接受那些符合客观情况的内容，并在团体中进行公开回应。例如，治疗师可在团体中大声提出疑问，自己是不是太过执着一己的想法和观察，以致没有足够重视查尔斯或其他成员的某些观察。治疗师可以认可查尔斯的说法，并且强调作为治疗师自己也同样有盲点，希望包括查尔斯在内的其他人能指出自己的错误。治疗师继续重视查尔斯，并在下次的会谈中请查尔斯以及团体中的成员针对自己提出反馈意见，特别是那些可能被视为不敬或不礼貌的说法。同时，治疗师也会公开讨论自己面临的一些矛盾问题。例如，在某次会谈中，查尔斯抱怨自己没有得到足够的时间，治疗师就把他所面临的困难抉择提出来与大家一起分享：尽管他知道查尔斯有极大的内心压力并且在团体中表现良好，但作为治疗师，他必须关照其他三位一直沉默不语的成员，这三位成员正面临极大的困难，但还没有在团体中得到一些时间来处理这些问题。

积极干预自我挫败的行为

治疗师经常会遇到一项很大的挑战，就是如何找到一种方式来帮助每个人，使他们感到自己是被团体重视和支持的。病人常常会通过令人讨厌的方式呈现他们自己，使得团体不可避免地以批判来回应，最后导致他们感觉自己被排斥的更严重了，从而产生了更多的防御反应。当治疗师发现这样的行为时，一定要在团体对这样的病人表现出太强烈的憎恶之前尽快进行干预。

例如，玛莎（Martha）是一位年长的病人，她在病房中的表现让其他病人觉得不可忍受。她不断抱怨自己的腿很疼，不停地哭泣，以致团体成员公开称她为"坏唱片"。治疗师努力让团体成员尝试讨论她的问题，结果都不成功。例如，治疗师问玛莎别人的回馈对她意味着什么？她以前是否听过类似的评价？被称作"坏唱片"的感觉究竟如何？所有这类询问只是加剧了她的不良行为，导致她进一步被团体排斥——这种恶性循环对玛莎或团体来说根本不可能有任何帮助。

然后，治疗师尝试改用另一种更有效的方式。他努力帮助玛莎改变行为方式，以使她能被团体重视。玛莎曾经有过一些咨询师方面的训练，虽然她对自身行为并不那么敏感，但对别人的行为却相当敏感。因此，治疗师暂不讨论她的行为，而是问她是否可以和团体分享下，她是不是觉得团体中的其他成员有什么内心冲突与痛苦。玛莎对这个要求有些不情愿，被迫在团体中走来走去，然后挑出一些人来，以极好的敏感度对这些人的重要人生问题进行描述。

有一位很严重的精神分裂症男孩，他觉得玛莎非常了解自己。后来在团体中，当他谈到自己的孤立时，治疗师请他看一下房间里的所有人，并问他觉得谁可能最接近他且能帮他摆脱孤立。他挑了玛莎，玛莎走过来坐在他身边，直到该次团体会谈结束，玛莎一直握着他的手。这是一个极具戏剧性的事件：玛莎不仅相当轻松活泼地穿过房间走过来，不再谈自己腿疼的问题，而且她竟然能够待在房间里直至整个团体会谈结束（以前她因为腿疼，从没有坚持到会谈结束）。

通过理解去谅解

如果治疗师能够提供一个认知架构让成员重新看待某位病人令人讨厌的行为，那么团体通常能接受这些会激怒成员的行为。例如，62 岁的梅布尔（Mabel）总是滔滔不绝地谈论她那做过多次手术的双手，试图将她从满脑子的躯体化主诉中转移出来绝对是一个艰巨的挑战。当治疗师鼓励她描述其生活状况时，才发现她觉得自己为孩子们付出了一切，却得不到任何回报。在治疗师的鼓励下，她终于袒露了内心，表达了自己面对团体其他成员时体验到的无价值感以及自卑感。

治疗师解释说，他有一种非常强烈的感受，即当梅布尔谈到她的手时，其实她真正想说的是："我也有一些需求，但我实在不知道该怎么提出来。因此当我谈到自己的手时，我真正要说的是'请多关注关注我吧！'"在两三次这样的解释之后，梅布尔慢慢地接受了治疗师所做的陈述，也同意了治疗师的要求，即不管任何时候她在团体中谈到其双手时，治疗师就立即把这些话转变成现实的、人际方面的陈述"请给我更多关注吧"。这一做法非常成功，它帮助梅布尔融入了团体——这对于一名反复进行躯体化主诉的病人来说是很困难的事。

支持垄断发言者

喋喋不休、垄断发言时间的成员对团体和自己都会产生不良影响。团体的时间被浪费了，而垄断者终究会因为团体中其他人对其产生憎恶而强化其无价值感及自我憎恶感，并因此受到伤害。

除非团体中有一些特别果断的成员，否则，在很长一段时间内，团体都不会直接对垄断者进行干预。团体成员常常不愿制止垄断者的讲话，因为他们害怕自己会成为那个填补沉默时刻的人。他们预料垄断者会这样回应："好吧，我不说了，你说吧！"当然，在紧张、充满戒备的氛围下，人们不可能轻松地谈话。

相反，团体通常会不动声色或做出一些间接的旁敲侧击。对垄断者的侧面攻击常常只会把问题变得更加严重，甚至引发恶性循环。垄断者进行强迫性发言，其实是为了减轻自己的焦虑情绪，因此，当他感受到团体针对自己而形成的紧张气氛和愤怒情绪时，焦虑就会升高，强迫性的发言倾向就会越加严重。

处理垄断发言者的一个基本原则是，一般而言，其话语的流出并不能使别人更了解他，反倒阻碍了别人更好地了解他。因此，治疗师的首要任务并不是要发言者保持沉默，"不是少听他的话，而是要多听"。不过，真正要听的是与他个人相关的内容，而不是那些像烟幕一样阻碍病人被了解或被看清楚的话语。每位治疗师都可以根据自己的个人风格，用不同的方式来传达这一信息。若能接收到这样的信息——治疗师对其感兴趣，并想和其进行更密切的沟通——那么，病人就会感到自己是被支持的而不是被攻击的。

鼓励正向行为

帮助病人发现他们自身更为积极、正面的部分是非常重要的，因为只有这样才能得到治疗师和其他团体成员的支持。例如，在某团体中，罗伯特（Robert）是一位具有强迫的性幻想观念的年轻人，他会不断地提及他如何想跟女性发生性关系。虽然他在外表上确实富有吸引力，但他的言谈举止却吓走了女性们，以致 27 岁的他还未有过任何性经验。团体中女性成员的回馈是，她们极其反感他那粗鲁的性嗜好以及除了性以外似乎对女性毫无兴趣的表现。罗伯特因此回馈而感到非常挫败，他马上转移话题，开始讨论他在浴室内的许多强迫性幻想。他极其详细地描述其不同寻常的排泄习惯，当然，所有这些描述更吓坏了团体中的女性。

治疗师也被罗伯特用如此糟糕的方式呈现自己行为的做法吓坏了。显然，此刻治疗师应当采取的最佳策略是这样解释：罗伯特其实对性感到恐惧，他用这么直白的方式来呈现自我，是因为他相信这样做就不必接触到任何一位性对象。但是在之前的许多场合中，罗伯特的表现让我们看到这种解释是无效的。之后，治疗师找到了另外一种比较直接且具支持性的解释。他说，他注意到罗伯特极少提到他引以为豪的东西，他真正看重的是什么呢？罗伯特于是开始谈到他对音乐的爱好。当他提到自己曾是音乐会上的小提琴手时，在团体成员间引起了一阵骚动。从那一刻起，人们对罗伯特刮目相看，而治疗师则趁势推进，建议罗伯特把他的小提琴带到医院来为病人们演奏几个晚上。

要跟一位退缩性的精神分裂症病人接触，一般来说，唯一的方式是把焦点放在他的优点上。如果我们只是对病人的僵硬外表加以评论或分析，并不能触动他们的内心。例如，汤姆（Tom）是一位非常年轻的重性精神分裂症病人，他的面部表情与动作都非常僵硬。在此次以及之前的几次会谈中，团体已经对他的可怕外貌做了一番评论。由于大家实在不清楚汤姆到底是生气还是高兴，所以给了他很多回馈。在此次会谈中，有一位名叫卢拉（Luella）的年轻女性，在很多方面和汤姆都很相似。她的表情也非常僵硬，好像带着一副沉重的面具。在会谈中她提到，尽管自己是模特儿，但总是被教导如何打扮以便上台亮相。汤姆似乎对她说的话相当感兴趣，此时治疗师问他是否发现自己与卢拉很相似。汤姆接下来谈到，他追求完美的个性使他的工作受到了影响。他是一位专业艺术家，在此次住院中，他第一次谈到了他的工作，并且对病友问他的有关绘画的问题做出了公开回应。他僵硬的面具开始融化了，他终于愿意敞开自己的内心，并且乐于谈到他在其他方面的许多兴趣。

会谈结束时，治疗师评价说，他很喜欢汤姆在此次会谈中的表现，他觉得和汤姆更靠近了，并对汤姆有了更多的了解。团体中其他成员也给予了类似的回应。卢拉兴奋地涨红了脸并且鼓起勇气说，她发现汤姆非常富有吸引力。她还提到自己从未这样评论过一个男人，汤姆则回应说从来没有人对他说过这样的话。这两位成员因为在该次会谈中所表现出来的勇气及开放性而受到了治疗师及其他成员们的高度支持。

指出并强调病人对他人的价值

正如学习如何界定病人的病态症状一样，治疗师也必须学习如何敏感地识别并指出病人的积极方面。例如，索尼娅（Sonia）是一位 50 岁的妇女，因罹患多发性硬化症而产生了严重抑郁。在团体中，她没完没了地谈论她的疾病以及身体缺陷是如何剥夺了她为他人服务的能力。她觉得她毫无用处，不再能服侍先生或带小孩。她以往的生活全都是以服务他人为目标的，但现在病得那么重，她似乎失去了继续活下去的目标。

治疗师和团体成员们极力强调，对病房中的病友们而言，她是多么重要且有用，这给了她极大的支持。治疗师帮助她认识到，她不必刻意"做"些什么来强调自身的存在。她的在场、她的聆听、她的支持等在病房中是非常重要的，而且毫无疑问，对她的家人而言，这些同样重要。

不要为了支持某位病人而牺牲另一位

当某位病人由于表现出色而得到团体支持时，要注意不能以牺牲另一位病人的利益为代价。

下面的案例很好地说明了这个问题。琳达（Linda）在某次团体会谈一开始就表示她与别人沟通是多么困难：她经常在与人沟通时莫名其妙地生气，以致别人用不了多久就会远离她。在会谈中晚些时候，另一位成员罗恩（Ron）提及他在预期要从团体中得到回馈时会感到很不舒服。治疗师问他到底害怕什么。罗恩说他害怕"第二只鞋迟早会落下来"。"那会怎么样?"治疗师问道:"你最害怕的是什么?"罗恩说他害怕某些人会说他真令人讨厌。几分钟后，治疗师问琳达她对罗恩所说的话感觉如何，她生气地回答说，她根本不知道罗恩在说些什么，因为他看起来总是迷迷糊糊的，几乎整天都在发呆。

团体花了好几分钟来处理琳达对罗恩的奇怪反应。最后才弄明白，原来琳达并不知道"令人讨厌"这个词的意义，所以才把怒气发泄到罗恩身上。之后琳达进行了非常重要的自我暴露:她之所以不太愿意和他人沟通，主要是因为她相信别人最终会发现她实际上很傻。当她快接近危险点时——她害怕自己显得越来越愚蠢时——她就会想办法结束这种互动，而通常的做法就是变得易怒或生气。

对琳达而言，这是第一次进行自我暴露，因此意义重大。团体对她所冒的极大风险给予大力支持。在整个过程中，罗恩却沉默不语;当别人问他对琳达的反应时，他语焉不详，最后却说出了一段非常理智化、言不及意且让人无法理解的话。治疗师试图协助罗恩把注意力集中在对琳达的当下感受上，问他是否可能因为琳达的自我暴露而觉得与她有距离，但罗恩却固执地继续其理智化的表述。治疗师问其他人，如果此刻他们是罗恩的话会有什么反应。大家的回答是可以简单而直接地说出下面的话:"琳达，我现在真的感觉和你亲近多了。""我觉得我了解你了。""我喜欢你的坦诚。"诸如此类。然后，治疗师问罗恩，他是否能听出这样的回答与他先前对琳达的反应存在差别时，他点头表示认可。

在团体最后 10 分钟的总结阶段，治疗师提出了一个问题:对今天的会谈，琳达是否感觉非常好，而罗恩则感觉很受挫（因为他失败了）？罗恩点头表示有同感。治疗师了解到，罗恩很看重自己的智力，于是特意在总结发言时谈到罗恩的这一优势。他说，今天的会谈说明，罗恩的非凡智力还没有很好地用在与他人发展亲密关系方面。治疗师强调他非常喜欢罗恩的思考能力、语言表达能力和抽象思维能力，但是他同时也希望罗恩能允许团体成员帮助他发展交往与沟通能力。这番话似乎起到了作用，因为罗恩离开团体会谈时感觉得到了支持而不是被挫败了。

不要抨击病人

很明显，治疗师应避免抨击病人。治疗师拥有较高权威：对病人而言，他们具有睿智与权力；作为团体带领者，他们能够发动强大的团体力量。尽管无法避免使用这种特殊权力，但治疗师抨击病人这一现象的频繁程度依然令人吃惊。一般来说，这类抨击都是在某位病人无情攻击另一位病人时发生的，为了护卫被攻击者，治疗师转而抨击了攻击者。

例如，在某次会谈中，攻击性极强的诺曼（Norman）无情地抨击着另一位病人南希（Nancy）——南希在病房里不停地喝着百事可乐，同时又痛恨自己没办法停下来。诺曼对南希的抨击持续了相当长时间。最后，治疗师的耐性丧失殆尽，出于保护南希的目的，他严词谴责诺曼："你怎么可以如此自以为是地要求别人不喝百事可乐而自己却没办法控制饮酒？"这番话虽然支持了南希，却打击了诺曼，引发了他的防御心理，特别是在他根本未将自己酗酒的事告诉团体的情况下！

那么对带领者而言，怎么做比较富有建设性呢？治疗师怎样做才能既支持被评击者同时又不伤害到那位抨击者？治疗师必须考虑的第一件事是：诺曼的行为有没有一些积极的方面？在此案例中确实是有的！我们必须从动机层面来肯定病人积极的一面。毕竟，在会谈中还有许多沉默不语的病人——这些人并没有对南希做出任何反应。诺曼想要帮助一位可乐成瘾者的良好愿望应该得到赞许！例如，治疗师可以说："诺曼，我知道你有很强的意愿想要帮助南希。我看到你很受挫，甚至有些愤怒，但我觉得你的挫折可能来自想协助南希的愿望没有成功。"

如果病人对治疗师的这种做法表示认同（他们通常会认同），那么治疗师可以趁势继续询问下去，看看诺曼的话对南希是否有帮助。比如，治疗师可以问南希的感觉如何？一般而言，南希会说她因为被诺曼抨击而深受伤害。此时，治疗师可回过头来向诺曼反馈：他所获得的结果似乎不是他希望看到的，那么，他是否可以尝试用其他的方式来帮助南希呢？

另一种可行的方式是：帮助抨击者提升自我反省能力，从而在抨击者与被抨击者之间建立某种积极的联结。例如，治疗师可以说他认为诺曼对南希是有点粗暴，而这种粗暴是否有可能是他对待自我态度的一种反映。比如，他是否像南希一样，想凭借意志力去改变自己的某些行为，却因无力做到而深感挫败？

这些策略既可以达到支持南希的目的，同时又不会对诺曼造成严重的后果。它们都具有支持性，并向诺曼指出了进行个人治疗的方向。

给病人掌控感，团体才有安全感

病人不太情愿在治疗团体中配合治疗的一个原因是：他们担心事情发展过于迅速而不可收拾，权威的治疗师或团体成员可能会指责他们失去了控制——会讲到、想到或感受到让人害怕的事情。治疗师可以允许每一位病人先自我设限，并且强调病人可控制每一次的互动，这样做可以使团体觉得有安全感。因此，治疗师可通过以下这类问话反复与病人进行确认："你希望进一步探索下去吗？我是否过于逼迫你了呢？我们要不要暂停一下或者你愿意继续讨论这个问题？现在我提怎样的问题对你最有帮助？"这些做法都可以使病人掌控整个互动情形。

尊重病人的自尊

　　以上10种策略都在阐述同一主题的不同方面。治疗师必须学会支持和接纳病人。学会识别病人的优势资源，并将其反馈给病人以强化这些优势资源，应该成为治疗师的第二天性。治疗师还应学会告诉病人自己喜欢他或她的哪一方面，及时赞扬病人的任何进步，强调其积极方面而不是消极方面。换言之，治疗师需要把注意力集中在杯子充盈的部分（三分之一）而不是空缺的部分（三分之二）。例如，某位病人与他人互动的时候，总是显得冷淡而疏远，治疗师可通过对病人的积极方面进行反馈（比如，与人沟通的意愿、甘冒风险的勇气以及与之前的会谈相比所取得的进步）而不是强调其欠缺的部分，以提升病人与他人建立更亲密互动的能力与信心。

　　用行为治疗的概念来说，我提倡的是强化疗法而非厌恶疗法。然而，我并不是很愿意使用行为主义的术语，因为这些术语（从语言的角度看）在很大程度上意味着，治疗师与病人的关系本质上还是非常消极的。极其重要的一点是，治疗师不应将病人视作物品。一旦将病人视作物品对待，那么，这个世界上所有的赞美之词、所有的"操作线索"以及所有的强化物都将被认为不具支持性。总之，治疗师必须尊重来访者的自尊，尝试着尽可能深入地去共情病人的感受。

治疗师对病人非语言行为的评论如果表达不慎，往往会让病人感觉自己就像一件物品。例如，在某次会谈中，一位严重焦虑的病人奥托（Otto），试图与团体成员分享自己的痛苦和沮丧，但在表述的时候，他总是断断续续、言不达意，并且在整个会谈中不停地撕扯着纸巾盒。治疗师努力地想让他肯定自己，减少否定的防御方式，于是，治疗师要求他及全体成员留意这个被撕烂的纸巾盒。治疗师想要知道奥托的这个动作是否反映了他内心的焦虑与愤怒。

结果，奥托气急败坏地扬长而去，拒绝参加次日的团体会谈。他告诉自己的个体治疗师，此次团体会谈中的遭遇令他想起有生以来最屈辱的经历。在 10 岁的时候，为修补尿道下裂（一种先天性阴茎畸形疾病），他曾经接受过一次大手术。他记得，当时自己需接受许多次临床会诊，而每次会诊，自己总被要求躺在检查台上，任由一大群医生轮番对自己进行各项检查。每当想起这些记忆，他心里就充满了愤怒和羞辱。

对治疗师来说，非语言行为是极其重要的信息来源。咬手指的动作、身体姿势、选择座位的表现、手势——所有这些都是病人内心世界的重要体现。然而，除非治疗师具有超凡的洞察力，否则，对这些非语言线索进行的语言解释往往很容易被病人体验成客体化（觉得别人将自己视为物品）。在大多数案例中，非语言线索应该作为治疗师可以使用的重要信息来源，而不是可以直接进行具体讨论的话题。

结构化的支持方法

我在本章节中谈到的所有关于支持的技术，尤其适用于那些由严重紊乱或退行的病人组成的团体。由治疗师设计的针对这类团体的结构化支持能为每一位成员提供真正的支持——这些支持既来自治疗师自身，也来自团体其他成员。

在第六章中，我将详细介绍针对低功能病人团体的结构化支持模式，而在这一章我只描述其中一项练习活动。在这项活动中，每位病人都要在一张空白的纸上写下其姓名，然后再写下两项优点：这两项优点是其所喜欢而不愿改变的。然后，这些纸张轮流传到团体圈内的每一个人手上，好让他们在纸上写下一些其所喜欢的那个人（根据纸上的人名）的一些特质，写好之后继续轮流传递下去。直到这些纸张在全场绕完一圈，每张纸都回到它自己的主人手上，活动才告结束。之后，每个人都要大声念出别人为他罗列的一系列优点，并且谈谈那些他最喜欢的以及令他感到惊讶的内容。这项练习活动，不仅带给病人强有力的支持，同时也因为治疗师必须参与其中，所以也为治疗师提供了分辨及表达病人优点的最佳训练机会。

第四节　住院病人治疗团体中的冲突

对团体治疗师而言，面对团体中的冲突应采取怎样的冲突管理策略这个问题与前一节关于"支持"的讨论出于相同的考虑。在住院病人团体治疗中，"支持"与"冲突"是互不相容的。很多或者说绝大多数精神科住院病人都存在与愤怒相关的严重问题：他们要么通过破坏性的行为来表达愤怒，要么深受愤怒的威胁而压抑这种情感，并因此遭受愤怒内化而产生的躯体病痛、自我怨恨及抑郁等后果的折磨。

虽然愤怒无处不在，但临床医生们大都同意，病房内的小型团体治疗并不适于去处理外显的愤怒问题。如某位经验丰富的临床医生所说："我们从沉痛的教训中学会，永远不要试图去探索愤怒情感或鼓励愤怒的表达。"

即使在最好的环境下，愤怒与冲突也会令人产生相当大的不舒服感。例如，在长程团体治疗中，治疗师必须在准备展现冲突之前先建立强大的凝聚力。除非团体成员之间本身就有坚固的联结，否则，持续的冲突会导致团体破裂，让许多成员提前离开团体。

有些病房为工作人员准备了一个讨论团体——为他们自身的人际紧张与冲突提供一个讨论的平台。参与这类团体的工作人员首先要知道处理冲突是一件多么让人不舒服的事，尤其是处理和你朝夕相处的一群人之间的冲突。不提供这类团体的病房通常由于无法这样做而觉得尴尬：他们知道避开这类讨论的一个主要原因是，当他们想到要公开处理这些已经存在的冲突时就会觉得很不舒服。如果专业的心理健康工作者都不能开放地讨论冲突，那么我们就不应期望有严重困扰的病人能做到。

冲突的来源

有相当多的病人在进入团体治疗时都带有很多愤怒：对自己不得不住院感到愤怒，对自己的失败感到愤怒，对（他们认为）背叛、抛弃甚至是虐待自己的人感到愤怒，等等。偏执型病人进入团体时带有很大的怨恨，他们认为自己的特殊能力得不到认可，并且别人会密谋策划剥夺属于自己的东西。物质滥用的病人可能会对无法获得使他们感觉舒服的药物而感到非常愤怒。年轻人和青少年们通常会对病房工作人员强加在他们身上的相关限制条件表示不满。

除了这些来自每个团体成员个人的愤怒外，病房治疗团体还必须处理另一类愤怒：源自团体人际之间以及团体动力间的愤怒。其中最常见的愤怒来源是移情：这是一个人对另一个人产生的歪曲的心理想象，这种曲解不是基于现实，而是基于当事人对过去人际关系以及目前人际互动的某些需求与恐惧而产生的。因此，一个人可以在他人身上看到自己生命中重要人物的某些方面。如果这种曲解带有负性情感，那么就很容易产生对抗或敌意。

在团体治疗中，最常见的曲解形式为"镜像反应"（mirror reaction）：一个人在另一个人身上看到了与他本人相似的一些特质，而这些特质正是他自己感到非常羞愧而强烈压制的。换言之，一个人可能因为在另一个人身上看到了某些他所讨厌的特质（也是他自己所具有的）而恨那个人（在意识或潜意识中）。

在小规模的住院病人团体中，竞争是另一个冲突来源。病人会相互竞争时间与关注度。这类竞争可能比门诊团体更激烈，因为住院病人团体本身就存在时间不够的内在压力。在长程门诊团体治疗中，病人通常愿意耐心等待，也能容忍其他人占用大量的团体会谈时间，因为他们对彼此间的互惠互让有信心：他们知道如果其给予别人充分的机会，别人也会在将来的会谈中给予回报。但住院团体的病人明白他们的付出也许得不到回报。他们（以及被别人给予时间的成员）待在团体中的时间是很短暂的，可能只有一天或两天，如果把时间让给了别人就再也要不回来了。

通常，这类由竞争引起的愤怒会通过替代或一般化的愤怒情绪而隐约表达出来。然而有时候，当情绪积累到某个点时，会在团体中瞬间爆发并被直接表达出来。例如，在某团体中，其他成员均对 2 名不守规矩的青少年感到愤怒，但当大家的愤怒最终表达出来时，他们针对的却不是青少年的粗鲁做法，而是他们占用了团体其他成员太多宝贵时间的行为。

偶尔，病人们因为某些特殊的东西而在团体中彼此竞争也会带来愤怒。住院会强化病人的退行、依赖及索取的愿望。病人可能会争夺治疗师的最大关注或某些特别角色：在团体中最具影响力、最具敏感性、最困扰或最需要别人的人。病人可能会因为下列原因而感到愤怒：对治疗（不切实际）的期望受挫；没有被治疗师选为"最疼爱的孩子"；治疗师不能满足病人的期望而使其感到失望。那些不能直接向治疗师表达其失望感受的团体成员可能会把这种愤怒转移到某位替罪羊身上，这进一步加剧了团体中冲突与愤怒的程度。由于住院团体周期短且带有危机性，与长程门诊团体相比，这些冲突的来源显得没那么显著，但是，我们必须能预料到，它们终究会通过某些形式表现出来。

不管冲突的来源是什么，它对住院团体造成的影响都是非常严重的。团体成员间的互相信任被侵蚀，团体感觉到不安全，而治疗所必需的自我探索也会因此胎死腹中。陷入冲突中的团体无法实现住院团体治疗的主要治疗目标之一：让成员在进入团体治疗时获得一种支持性的、愉悦的、建设性的经验，以使其在出院后愿意继续接受治疗。

处理愤怒

处理愤怒需遵循如下重要的治疗指导方针。首先，在小型的住院病人团体中不适宜诱发病人的内在冲突。住院病人团体治疗师绝不能错误地认为，既然许多病人受愤怒情绪所困扰，所以应想办法协助这些病人"把愤怒诱发出来"，然后在治疗中加以处理。住院病人团体治疗师的工作目标必须是迅速解决冲突，而不是诱发冲突。

当病人因愤怒情绪而深受困扰时，治疗师也许需要帮助他表达、转换或升华该负性情绪，但这项工作并不适合在小型团体中来完成。这样的病人可能更适合一对一的个体治疗或者开展一些身体运动，如打沙包等。如果在两位病人之间发生了重大冲突，也许可以让 1~2 名病房工作人员与这两位病人进行一次会谈来解决问题。

我并不是说住院团体治疗师应该假装愤怒不存在。治疗师的任务是找到一种既能帮助病人处理愤怒又不会破坏团体氛围的安全性的方法。

治疗师可采取这样的方式来处理愤怒：协助病人将愤怒情绪转化为相对安全且不具威胁性的情绪，这样就可以在团体中以一种比较舒适的方式来处理它。如果某位病人向团体宣称他们的主要问题就是愤怒，不管是过多或过少，他们就是想要在团体中处理这个问题，那么通常我的建议如下：首先我会说，一般而言，在这类团体治疗中是很难处理愤怒的。对每个人而言，愤怒常常是过于令人害怕而不舒服的。其次我会说，处理愤怒为何会这么难的原因之一是，许多人将愤怒压抑得太久，不断累积，以致它最终强烈到就像火山爆发，这种愤怒爆发时会吓坏自己，同时也会令别人感到惊恐。再次我会继续说，团体处理愤怒的最好办法是，当愤怒还很轻微时就把它表达出来——此"轻微"是指轻到还没变成愤怒，但有点像恼怒、心烦或武断的情绪那样。最后，我会鼓励这些病人表达"轻微"的愤怒——恼怒、心烦或武断——只要他们开始感受到其存在。

为了帮助团体成员表达这些负面情绪，我会先让他们以最安全的方式把那些烦恼或不爽表达出来，也就是说，这种情绪的表达不是针对其他团体成员，而是针对某一主题或某一工作流程问题。例如，我会问他们，对于本次会谈的步骤或者我这位治疗师带领团队的方式，他们有什么感觉不好的地方。由治疗师来处理愤怒通常比团体成员来做这个工作要容易得多。当初次提出这类要求时，病人并不一定会十分配合，所以在会谈过程中，治疗师有必要反复询问病人们是否感受到了某些不快。

只有在慎之又慎地做了这样的铺垫工作之后，我才会鼓励团体成员表达他们对某人的愤怒。我会要求他们在向他人表达心烦或恼怒情绪时，务必要找到一种不那么令人痛苦的方式，这样的表达方式不但不会压制别人而使其沉默不语，反而能激励其敞开心扉来谈论问题。我也会鼓励他们记住，他们的任务是表达一种微小的、刚刚萌芽的不愉快感受，而不要等到这种感受累积成一种巨大而强烈的愤怒情绪时再去宣泄。

当某位病人真的表达他对另一位团体成员的恼怒时，治疗师必须很小心地监控该过程。有些病人对别人的攻击很纠结，以致很难说出或表达那份恼怒；而另一些病人则可能非常没有安全感而且极其脆弱，以致最温和的批评也会让他们感到如临大祸。治疗师要对这两种可能性保持敏感并且能够见机行事。

最难表达愤怒的常常是那些患有严重的强迫症的病人。这类病人的心里通常埋藏着怒火，而他们自己又认为这种愤怒是很危险的，仅在短程团体治疗中进行简要的探索对治疗并没有太大帮助。

例如，在某次会谈中，有位名叫罗斯（Rose）的女病人没完没了地谈论她的问题。有很多明显的迹象表明，愤怒是她心理动力学上的主要问题：她提到最近她的狗死了，她为此感到深切的哀伤和内疚，她认为在一定程度上，狗的死亡与自己的疏忽有关。但她说的每句话却清楚地表明，这么多年来，这条狗其实对她造成了极大的负担。更不用说她还面临许多其他压力，比如，她不得不面对离婚的境遇。而在此情况下，她却还要照顾这条长期生病又难以驯服的狗，即使自己像特蕾莎修女那样有耐心，迟早也要被磨光（更糟糕的是，这条狗原本属于她丈夫，当他离开时却把狗留给了她）。毫无疑问，罗斯真希望它死掉算了，而当这条狗终于咽气时，她的确也感受到了某种程度的解脱。

治疗师感觉到，罗斯的问题实际上是难以表达愤怒，因此鼓励她仔细地察觉自己的愤怒，并且试着表达自己对团体中其他成员的恼怒感受。罗斯有点迟疑，最后终于鼓起勇气冒险转身，对团体中一位 19 岁的女病人脱口说道："你根本没有任何理由住在医院里，你年轻、漂亮、身体健康而且强壮。赶快把自己收拾好，去过你的人生吧！"

虽然她的声音与语调都非常温和，但很明显，罗斯对这样的直白表达感到不太自在，而且立即试图进行掩饰：她声称自己的一个主要毛病就是太过轻蔑他人——她知道自己刚才说的话显得很愚蠢，因为人们不可能仅靠愿望就能变好！如果真的是这样，在很久以前她就应该出院了。她指出自己在 19 岁的时候也有一大堆问题，诸如此类。

罗斯越说越不自在。团体给予的所有保障都无法消除她的不自在。甚至连那位她批判的年轻姑娘也向罗斯保证，她并没有被压迫的感觉，而且她现在很喜欢罗斯。尽管如此，罗斯还是感觉不舒服。在团体会谈结束后，罗斯的焦虑甚至发展到了恐慌的地步，整个晚上都无法入睡。第二天她拒绝回到团体会谈中。

回顾上述过程我们可以看出，治疗师错误地估计了罗斯对表达愤怒的承受度。更合适的策略应该是要求她做一些比较安全的事情，比如，对某些事情表达恼怒、谈一谈她过去生活的情况或者说说对团体会谈过程的一些感受。

病人通常都害怕表达愤怒，即使只是表达一点点愤怒，他们也担心可能会引发一些灾难性的场面。一般而言，如果病人不像罗斯那样脆弱的话，治疗师可以协助他们以较缓和的方式来表达愤怒，以便使其认识到他们那种可怕的想象压根就不会真的发生。

在此，我来介绍一下彼得（Peter）和艾伦（Ellen）的案例。彼得是一位很没有主见且从不为难他人的人。有一次，他提出非常厌烦自己如此谨小慎微的性格，希望治疗团体能帮助他改变。治疗师鼓励他在团体中抓住机会进行尝试，表达一下在当天会谈中感受到的负面情绪。彼得遵照治疗师的指导，试图有所突破。但出乎治疗师预料的是，彼得并没有选择一个比较温和的表达对象，相反，他把矛头指向了艾伦——一位21岁的神经性厌食症患者。他对艾伦说道：“我觉得你今天占用了团体太多的时间！”艾伦的反应异常激烈，她用手抱住头，不停地哭泣，无论团体如何努力安慰她都无济于事。

此时，团体会谈似乎陷入了困境。治疗师原本以为，鼓励彼得冒险表达一些无关痛痒的负面感受，可以帮助他认识到自己想象的灾难性结果实际上不会发生。然而，艾伦的反应恰恰是治疗师最不希望看到的：结果似乎证实了彼得的担心，而不是缓解了他的恐惧。

让人高兴的是，治疗师最终通过巧妙的自我示范挽救了一片混乱的团体局面。治疗师满怀信心地用实事求是的方式处理这件事，成功地向团体成员证明了愤怒与烦恼并不是一个“烫手山芋”。首先，他询问团体成员对团体会谈时间分配的感受，有多少成员感觉艾伦占用了团体太多的时间？最后的结果是，只有一个人与彼得有同样的感受，其他6名团体成员均不认为艾伦占用了团体太多的时间。甚至还有3名团体成员认为艾伦过于无私，都没有使用足够的时间。对这件事情的两极化“投票”结果非常好地说明了一个对艾伦和彼得都很重要的主题：我们有可能让每个人都满意吗？（对于艾伦到底是占用了团体太多还是太少的时间这样一个相对客观的估量，团体成员都无法达成一致，由此不难看出，希望让所有人都满意是不可能实现的！）一个人要如何承受因无法让所有人都满意所带来的不舒服感呢？艾伦也加入了讨论，因为这就是一直以来让她苦苦挣扎的问题。她的“无私”部分源于期望讨好所有人，而当她这样做时，却意识不到自己本身的愿望和需求了。

彼得的话同时也引发了有关团体时间分配的问题——这是每个治疗团体都非常关注的话题，但只有在最高阶的治疗团体中才偶尔会讨论它。通过带领者的协助，团体成员直截了当地探讨了许多困难的问题：诸如团体中哪些人得到了足够的时间，哪些人获得的时间是不足的？如何决定谁能使用团体的时间？那些没有得到足够时间的成员，在生活中也经常处于类似的境遇吗？

至此，艾伦已从哭泣中恢复过来，团体协助她探讨她的反应为何会如此强烈：她为何会掉眼泪呢？为何对别人指控她自私这件事这么敏感？这一探索让艾伦进入了有关贪婪与分享的主题——这正是厌食或贪食症病人的一个核心问题。艾伦与团体成员分享了她对于食物、进食、贪婪等的很多感受：她有时会有想要把餐桌上的所有东西都吃光的欲望，她会大口大口地吃掉别人吃剩的食物，等等。在会谈结束时，艾伦学到了很多东西，并且开启了对她来说非常重要的关键主题。在这次会谈中，艾伦的收获比她之前参加过的所有会谈都要多，包括本次入院以及之前的住院经历。

当然，治疗师并没有忘记向彼得指出，他的冒险其实是启动此次深入且成功的讨论的关键。当会谈结束时，治疗师最初的目标终于实现了：彼得在团体中进行了冒险尝试，而且，他对冒险所抱有的过分恐惧也在现实中得到了纠正。

"缓和" 愤怒

治疗师还可以采取许多其他方法来"缓和"（Gentling）愤怒情绪。请看下面这个案例：安娜（Ann）是团体中的一位年轻女子，在会谈的第一阶段始终都在暗自流泪。当终于镇定下来能够讲话时，她提到一件团体中大部分成员都已经知道的事情：她和另一位团体成员瑞克（Rick）已经恋爱好多天了，而瑞克非常突然地决定要结束他们之间的关系。安娜对这段关系的破裂以及每天都会在病房中看到瑞克感到很痛苦。让她更痛苦的是，瑞克决定在七天之内不跟她就他们之间的关系进行任何交谈，他表示自己需要一点时间来整理思绪。而就在会谈这天，安娜非常难过，她曾找过瑞克，希望和他谈谈。瑞克训斥了她，说才到第六天，不是说好要等七天吗？

因此，团体成员现在都已经知道安娜对瑞克非常生气。而治疗师推断，瑞克是一位自我防御很强的物质滥用者，他应该可以承受得了别人对他表现出的一些愤怒。那么治疗师可以做什么呢？他该如何帮助非常害怕表达愤怒的安娜直接向瑞克表达自己的感受呢？

一个办法是指导安娜用委婉的方式来表达愤怒。此时可使用虚拟语气来缓和安娜所要表达的愤怒。因此，治疗师可以对安娜说："如果你想对瑞克表达愤怒的话，你会怎么说？"在许多不同情境下，这类简单的语言技巧都是治疗师的有力工具。

治疗师还可以通过另外一种方式来缓和愤怒。比如，请团体中的其他成员依次来扮演安娜的角色，让他们假装成安娜来表达她所感受到的愤怒。当他们的扮演结束后，治疗师可以询问安娜哪个人的表达方式最符合自己的内心感受。

最后还有一种方法，也是治疗师在此次会谈中成功运用的一种方法：通过小心限定范围以安全地表达愤怒。治疗师建议安娜表达对瑞克的感受，但她的表达是有时间限制的——譬如说 60 秒。

治疗师的示范

帮助团体成员以安全的方式探索愤怒的另一种方式，是由带领者示范如何处理愤怒，这样可以让成员有机会进行替代性学习。有时候，协同治疗师彼此之间意见不一致也是很有用的。如果他们意见不一致但仍愿意彼此尊重、继续合作进行治疗工作，那么他们就向病人提供了最佳的示范。在第五章中，我将介绍一项技术，即让观察者与治疗师一起在病人面前讨论该次会谈。这种形式是治疗师向病人示范"健康的不一致"的一个绝佳机会。

有时，带领者必须采取一种特别坚定的立场，例如，如果你在团体中建立了清晰明确的规则，那么有时候你就必须强制执行。因此，如果团体规定不允许迟到者进入会谈，那么你就必须拒绝迟到的病人进入。在此类情境中，如果治疗师的做法比较透明的话，这将是一个很好的示范。你可以询问团体成员对你的做法的反应，也可以坦露你对自己刚才的行为感到不舒服。你可以表达自己的复杂感受：一方面，你觉得自己的行为是正确的，是有益于团体的，因此它最终会保证团体成员准时出席而较少干扰团体会谈的正常进行；然而另一方面，你也有点愧疚，认为自己可能伤害了某些想要进来的病人。你还可以指出基于上述考虑，你决定在团体会谈结束后与那位被拒之门外的病人当面谈一谈。

即使是极其冷静、态度中立、不偏不倚的治疗师也会一次又一次地陷入团体中所发生的令人愤怒或生气的事件中。这样的事件对病人而言是非常有冲击性的，因此，处理时需要格外小心。

请看下面的临床案例。在某次团体会谈的中间阶段，某位精神科医生突然打开团体治疗室的门，向他的一位病人招手，那位病人站了起来，然后离开房间接受这位医生的个体治疗。团体治疗师对这一干扰团体的不当行为感到非常恼怒。其一，病房规则曾非常明白地向所有精神科医生提过，病人在参加团体心理治疗时不准中途离开；其二，那位病人是该次会谈中的主要人物之一，她的离开严重干扰了团体的工作进程。大约过了一两分钟，这位怒火中烧的团体治疗师决定立即行动。他来到走廊上，与那位精神科医生当面对质起来。

团体治疗师与精神科医生争执的时间并不长，但声音却大到足以让屋内的团体成员们都听到。三四分钟后，团体治疗师回到会谈室，数分钟后，那位病人也进来了。很明显，这件事对成员们来说是非常重要的，因此团体治疗师要求大家讨论一下各自的反应和感受。许多成员谈到他们在看到两位治疗师公开争执时真的被吓到了，这让他们想起当年看到父母争执时的一些情景。还有一些人觉得这次的经验很新鲜，并表示很欣赏两位治疗师那种可以向彼此表达不同意见却又能继续进行沟通的方式。

治疗师向团体示范了所谓的透明度（transparency）。他说自己在病人离开后的开始几分钟相当愤怒，并决定最好出去跟那位精神科医生当面对质，尽管这么做让他相当不舒服。然而，他也提到在走廊上的简短讨论中，他才弄明白那位医生为什么要这么做：原来医生在当天有许多紧急的事情要处理，所以没有时间对这位病人进行个体治疗。他曾打电话给病房护士，叫病人不要参加当天的团体会谈，但显然此信息并没有被转达到。因此，尽管团体治疗师与精神科医生的出发点都合情合理，但仍不意味着不会发生一些激烈的冲突。这是一个很值得学习的示范练习，在整个住院期间，许多病人都屡次提到这件事对他们来讲非常有意义。

解决冲突

无论如何努力避免，某些病人之间的公开冲突都是无法回避的。因此，治疗师必须善于解决冲突，不仅要找到方法来结束冲突，而且要尽可能地使在冲突中暴露出来的愤怒转化为建设性的作用。

通常，心理治疗是在内容与过程的不断交替中完成的，包括情感的诱发和对诱发的情感进行理解。换言之，在强烈的情感爆发阶段之后，就进入了

（病人个体或团体）试图去理解情绪体验的意义的阶段。当愤怒预示着情绪出现问题时，治疗师需要引导团体快速进入理解与澄清阶段。因此，一旦出现冲突迹象，治疗师就应果断地采取行动，用下列陈述来改变团体的工作方向："现在让我们暂停几分钟，往后退几步，试着了解团体中刚刚所发生的一些事，谁有什么话要说呢？"治疗师可以简单地说明："在我们的生活中，愤怒有着很大的影响，因此，我们要试着去理解在团体中出现的愤怒情绪。"

治疗师的职责是尽快把成员从冲突中拉出来，进入一种比较客观的立场，使之可以从比较长远的观点来看待自己的治疗。因此，治疗师可以这么说："约翰，我们显然并不需要在团体中解决你的愤怒或你跟乔（Joe）的关系。你们俩在团体以外的时间似乎不太可能碰到彼此；因此，从某种意义上说，谁对谁错、谁输谁赢都不那么重要。真正重要的是，你们可以从这次冲突中学到什么，能不能将此经验应用到你们出院后的生活中。"

有许多方法可以将团体成员间的相互冲突转化成富有建设性的东西。学习者需要牢记的一个重要概念是"镜像"作用：一个人会因为在别人身上看到自身的某些东西而对他人做出负面的反应。这种不恰当的归因经常发生在潜意识层面：也就是说，个体会否认或分裂自己讨厌的部分自我，并外化（externalizate）到别人身上，然后以非常负面的方式予以回应。有时候，我们也会用"投射性认同"（projective identification）这个词来描述这一心理机制，即一个人把自我的某些部分投射到另一个人身上，然后对这个人发展出一种亲近的、不寻常的认同作用。所以，如果两个人之间发生了冲突，治疗师可以询问双方是否在对方身上看到了部分自我，这样做通常是很管用的。如果时机合宜，这样的问话不仅可以解决冲突，而且还有助于双方进行有益的个人探索。不过，如果这中间存在着双重镜像反应（double mirror reaction）——双方都在对方身上看到了其所拒绝的部分自我，那么在他们之间就会产生强烈的互相对抗。

请团体中互相对立的两个成员说出对彼此的积极感受通常是有帮助的，特别是仔细体会对方身上让自己嫉妒的部分，则更有意义。我们同时也要记住，如果他们彼此间有冲突，这就意味着他们相当看重对方。当病人结束团体治疗或离开病房出院时，他们在回顾中会认为最主要的对手反而对他们特别有用。有人说过，朋友（特别是亲密伴侣）是最差劲的敌人，因为他们一般不会鼓励个人进行改变与成长。对另一个人愤怒或生气意味着你很看重他，他的所作所为对你很重要。如果在医院中，有某位病人和另一人保持着一种绝对平淡、中立的关系，很少有什么交谈或是姿势沟通——当然也没有什么强烈的情感交流，那么毫无疑问，假如该病人想增强自我认识，对方不会对其有任何真正的帮助。

有时候，角色互换是解决冲突的一个有效技巧。当人们因冲突而僵持不下时，通常会出现以下心理和行为倾向：互相对峙的双方都认为自己是正确的，对方是错误的；自己是好的，对方是坏的。通常来说，双方都对自己的想法和推断抱有高度自信。于是，有效沟通就被阻断了，双方不再倾听对方的任何解释，也不能互相理解。他们不但停止倾听，而且还以歪曲的方式去感知和理解对方。所有感知信息都经过了刻板印象的过滤；对方的话被曲解，以符合自己内心对对方的看法。要化解这种沟通中的互相歪曲，病人必须学习理解对方，进入对方的感受和经验世界中去。当治疗师指定互相冲突的双方交换角色时，病人就必须站在对方的立场上，陈述对方的观点，感受对方的情绪，提出对方的主张。通过这个过程，冲突双方常常就能够对自己以及双方的冲突产生全新的认识。

如果冲突双方已经住院几天了，而治疗师也确信在他们之间存在一些正面的感受，那么角色互换的方法将会更有成效。例如，在某一团体会谈中，马特（Matt）与露丝（Ruth）两个人正处于冲突中——在进入团体之前，他们已经在一起很长时间了。露丝对马特很生气，两天来拒绝跟他说话。

在会谈中，马特说他想要处理他们之间的冲突，但露丝不愿意，她说自己目前不想和他说话。她的理由是，最近在病房内，马特有三四次对她大发脾气，她因此非常害怕他。两天前，他对她表现出的粗暴无理已经是她能承受的底线了。她的结论很简单，就是最好从此不跟他有任何来往。

治疗师认为露丝想要从自己的生活中"删除"马特，就询问她是否给马特判了"有期徒刑"，刑期是多久。露丝回答说，可能是无期徒刑吧，并且，在回应其他成员的问题时，她开始谈到自己喜欢"审判"别人的倾向。事实上，在日常生活中，她也经常永久地从自己的生活中"删除"某些人。

马特要怎样做才能缩短自己的刑期呢？看起来似乎无计可施。马特想知道他是否还有其他方面的缺点，从而使得露丝下决心跟他断绝往来。露丝说，自己已经很贫穷了，但她看到马特更加一无所有，她可不愿意对一个毫无价值的人有所付出。马特说，前天看到露丝在阳台上疼得直不起腰，他很想为她做点什么。他曾想过为她弹吉他来帮她缓解痛苦（马特是一位极其优秀的音乐家），可是他没有这样做，甚至都没有开口，因为他知道露丝一定会断然拒绝。此时，团体中的其他成员也提到，有很多次他们也很想帮助露丝，但却担心其好心会被露丝误解而作罢。

这次会谈以冲突开始，以成功地探索了对马特和露丝而言非常关键的问题而结束。最终，马特认识到了自己对别人（尤其是对自己重要的人）发怒所导致的后果；露丝也从他人那里得到了重要的反馈，认识到了自己武断地评判别人的倾向，以及拒绝一切外在帮助的行为模式。

解决冲突的另一途径是帮助成员避免陷入铺天盖地的指责、批判和谴责中。当陷入冲突的两个人对彼此进行狂轰滥炸式的谴责时，冲突一定无法解决而且毫无建设性。治疗师要努力引导病人放弃对他人的全面否定（不喜欢一个人就指责其全部），试着具体指出自己不喜欢对方的什么特质或者行为。经过这样的修正，批评就有可能产生建设性的作用。听到别人批评自己的某种行为或某些方面，要比听见对方全盘否定自己的整个人生更容易接受；此外，这样的批评方式还暗含着行为具有可塑性，因此，被批评者可以通过做一些事情改善自我。

治疗师也可以帮助批评者进行自我审视。换言之，如果某人对另一个人不满，治疗师可以帮助前者探讨他自身的哪些部分不喜欢对方的某种行为："在你心里，是谁发出了反对的声音？""你心里是否有其他声音喜欢对方的这种行为？或者，是否有人喜欢这个人身上我们未曾提及的方面？"

第五节　治疗师的透明度

治疗师的透明度（自我暴露）与病人获得的疗效呈曲线性相关：治疗师的透明度太多或太少都不利于良好疗效的产生。中庸法则是可行之道，即治疗师的自我暴露要有恰当的度。大部分病房团体治疗师，特别是那些主要接受长程门诊心理治疗训练的人员，都会犯自我暴露过少的错误。我曾强调，病房团体治疗师要比带领长程门诊团体的治疗师更具结构性、支持性以及主动性，同时也必须进行更大程度的自我暴露。

治疗师自我暴露的必要性

在自我暴露这个问题上，团体治疗师普遍显得顾虑重重，主要原因在于他们往往信奉这样一个基于传统精神分析的信念：治疗师保持"白屏"（blank screen）状态有助于治疗进程。这一信念还认为，解决病人对治疗师的移情反应是最重要的疗效因子。精神分析治疗的理论假设是，病人以移情的方式与保持中立的治疗师建立关系，通过对这种移情关系的解决，病人就能获得治疗性领悟与改变。然而，我曾在其他地方提过，很少有证据支持这种假说。首先，移情作用是非常顽固的一种机制，无论治疗师的立场和自我表现如何，病人都会以一种非现实的、移情的方式来感知治疗师的言行。其次，更为重要的是，治疗师总是戴着一副冷漠、疏离的面具，会牺牲掉许多非常强有力的治疗机会。我认为，治疗师维持自我隔离的传统更多地是为了自己的舒适考虑，而不是为了保证疗效。

在急性病房团体治疗中，主张治疗师必须保持中立和自我隔离的态度，以免影响移情作用，这种观点无论如何是站不住脚的。因为最重要的原则是：治疗师必须想方设法促使团体成员达成预设的目标。治疗师的模糊立场和自我隔离对达成住院病人团体治疗的任一目标（比如，鼓励病人出院后继续接受心理治疗、认识到交谈具有治疗作用、发现自己的问题、参加病房心理治疗活动、缓解医源性焦虑等）都不可能产生促进作用。相反，治疗师的自我暴露却能显著提升住院病人团体治疗的疗效。

治疗师自我暴露的形式

支持治疗师自我暴露的理论依据并不是将暴露本身作为治疗的基本原则，而是将其当作一种工具：它有助于实现主要的治疗目标。这一基本原则为治疗师自我暴露的性质与范围提供了理论指导。

作为团体治疗师，你不可能也不必要做到"全部"暴露。治疗师的自我暴露是为了给予病人支持、接纳以及鼓励，因此，只需进行选择性的自我暴露即可达成目标。治疗师的职责并不是制造积极的感受，而是定位和表达自己对病人的积极情感并认可病人的优势。

在对精神病人进行治疗的过程中，治疗师会不可避免地体验到强烈的个人情绪：恐惧、困惑、怜悯、愤怒、极度的挫败感，有时甚至是怨恨。在团体中暴露这些强烈的负面情绪，显然与治疗师试图建立团体安全感和接纳感的初衷相抵触。自我暴露必须以达成团体的基本治疗目标为前提。让一名非常需要支持的病人听到治疗师表达对他的不满或不信任是不可能对其有所帮助的。

状态低迷的病人若听到治疗师讨论他们治疗病人时所产生的挫败感，是不会得到任何益处的。亟须建立结构感的病人，也不适合听到治疗师讨论他们工作中的困惑感受。我曾在别处描述过两位信奉自我暴露观念的治疗师带领一个门诊团体的案例。在团体会谈一开始，他们就进行了"勇敢的"自我暴露。在最初的几次会谈中，他们公开表达了自己对担任团体治疗师的不确定性、他们的自我怀疑以及个人焦虑。然而，这样的做法严重破坏了最重要的治疗任务：维持团体稳定、在治疗中建立信任感以及增强团体凝聚力等。结果，在前几次的会谈中，该团体的大部分成员就退出了治疗。

治疗师的另一个主要任务是：建立一种聚焦于"此时此地"的人际互动模式。（我将在第四章中详细讨论治疗师在该领域所使用的各种策略。）这一任务对治疗师的自我暴露提出了另一个指导方针：治疗师的自我暴露应该只涉及此时此地的感受，而不是对其过去的生活史或目前的生活情形抒发感受。唯有这样，才能更有效地促进团体的治疗进程。在下面的临床案例中，我们将会对"此时此地"的自我暴露有更清晰的理解。

治疗师自我暴露的好处

为病人提供示范

治疗师恰到好处的自我暴露可以为病人提供最好的示范——关于开放性、自我暴露以及冒险的示范。例如，某次团体会谈无法进行，因为前一晚病房中的一名病人企图自杀的事件让每个人都深感不安，以致严重妨碍了白天所有的治疗活动。在几分钟的集体沉默之后，焦虑情绪便弥漫了整个团体，此时，团体治疗师开始对团体成员披露自己的个人感受。治疗师说，他对琼昨晚企图自杀的举动感到很不安，他需要反思自己是否能做些什么以预防意外的发生。他认为，假如他能够更专注地聆听，或许能觉察到一些蛛丝马迹，尽管他知道这样想并不合理。他也提到自己实在忍不住对琼感到气愤——气她拒绝了大家的帮助，同时他也觉得，企图自杀简直就是一种恶意行为。治疗师的自我暴露促使团体成员迅速进入充满信任和富有凝聚力的会谈中，大家非常坦诚地分享了自己对琼企图自杀的内心感受。

在另一次团体会谈的开始阶段，治疗师抓起达德利（Dudley）——病房的猫咪，把它带到了团体房间外面。他向团体解释，上周他一直为自己家猫咪的死亡而难过，而达德利的出现令他触景伤情，这样会造成他在带领团体时无法集中精力。这一纯粹的举动产生了巨大的反响：在该次会谈中，团体表现出了不同寻常的信任感，病人获得了极好的治疗效果，甚至在下一次会谈中，这件事也被病人谈论了好几次。那时正在进行一项研究，病人被问及在心理治疗过程中发生的关键事件。令人感到惊讶的是，不少病人反映治疗师的这种自我暴露对他们产生了极其重要的影响！

治疗师进行自我暴露也是对良好的社交技巧的示范，而病人极有可能因此考虑进行社交，甚至可能试着去模仿。例如，当你和一位似乎不太喜欢说话的病人互动时，可以使用的常见技巧是大声表达自己的困惑不解。譬如你可以说："克里斯（Chris），当我和你说话时，我有一些感受要反馈给你：一方面，我真的很想多听听你的意见并且继续邀请你更深入地参与到团体中来；另一方面，我又担心可能会给你施加太大的压力，或过于絮叨以致冒犯了你的隐私。因此重要的是，我必须让你知道我的这些想法。"类似这样的表达，可以很好地向病人示范在人际互动中极为重要的一些要素：坦诚、关心、尊重他人等。

增强病人在治疗过程中的信任感

在治疗过程中，病人如果看到治疗师也愿意投入到团体互动的过程中，将会使他们对团体产生更大的信任感。例如，在某次会谈中，治疗师正和一位新成员互动，努力想帮助她进入团体与他人互动，但双方之间的互动显得非常困难。病人畏畏缩缩，而治疗师艰难地试着推动她，最后，治疗师甚至有点恼怒。双方逐渐进入一种很不舒服的窘境。此时，治疗师转向团体中的其他人，坦白地承认了该困境，并问团体中是否有人愿意帮助他和艾德娜（Edna）打破僵局，弄明白他们之间到底发生了什么。他特别希望能收到一些针对他在该困境中所扮演的角色的反馈。

有人提到治疗师逼得太急了。毕竟，艾德娜因为感冒已经在床上躺了好几天了，今天是她第一次参加会谈，她的病还没好，又有些害怕。治疗师仿佛对她的处境不太敏感，反而一意孤行地按照自己的想法去逼迫艾德娜。治疗师很感谢这样的反馈意见。然后，他征询艾德娜的反馈，艾德娜承认她也有这种感觉。于是，治疗师表示，对他来说这是很有价值的反馈——他常常由于过于激进与热心，以致看不到病人所处的情境。

治疗师的上述行为促进了团体治疗的进程。病人觉得自己得到了肯定。治疗师认真倾听他们的意见且尊重他们所给的反馈。更重要的是，在治疗过程中，他对自己的信任感做了很好的示范——这份信任感鼓励了病人，使他们更愿意进行自我暴露。

增强病人对治疗师的了解与信任

研究者通过对团体治疗病人的回顾访谈证实：治疗师恰到好处的自我暴露有助于增进病人在与团体治疗师及其他权威人物相处时的信任与放松，同时，也对病人在未来与其他治疗师建立关系有积极的影响。

让我们看下面这个临床案例。某位治疗师在会谈一开始就陈述他的观点："今天的会谈我想先谈一些我所关心的事，我觉得昨天的会谈使我感到很不舒服。我察觉到琳达与南希昨天来参加团体是想解决一些问题的，我帮助她们对一些重要主题进行了探索，但她们两人在会谈结束后都觉得很糟糕，比她们参加团体前还要难受。我想我应该跟她们核实一下，看看我们昨天是不是哪里做得不够好，然后希望今天能有所弥补，我们不想看到团体会谈结束时大家反而感觉更不好了。"

对于治疗师的这段开场白，团体成员给予了非常积极的回应。琳达回答说，她在前一天会谈结束时觉得很糟糕，但希望今天的会谈能有所收获。昨天她觉得糟糕是因为她在会谈中提到了许多有关自己的"卑鄙的"事情，让别人以为她非常讨人厌，以致不愿跟她有任何关系。在一位护士的帮助下，她决定在今天的团体中从别人那里验证一下，看看自己这样的想法是否是真实的。

南希也表示昨天会谈结束后她感到很痛苦，但这种痛苦具有重要的建设性意义。她开始触及一些过去一直不愿去探索的情感，在团体会谈后，她与个体治疗师进行了一次特别有益的治疗。其他团体成员看到治疗师这样关心病人的感受，也表示很受感动，因此不难想象，接下来的会谈过程变得更加充满信任及富有成效。

另一个案例是：病人凯伦（Karen）对她的治疗师感到非常畏惧且气愤。在某次会谈中，她表现出一种非常任性、混乱的状态。在治疗师的帮助下，她声称她想处理的问题是自己很容易被激怒。治疗师花了将近20分钟的时间试图帮助凯伦探讨她的愤怒感受，特别是在面对治疗师或其他具有权威地位的人物时被激发的愤怒。这项工作没有成功，因为凯伦表现得既畏惧又刻意隐藏她的被动攻击性。于是，治疗师就把团体的焦点转移到其他成员身上。在会谈即将结束的最后几分钟，凯伦表达了对治疗师打断她的问题所感到的愤怒，并且断言治疗师后来选择处理其他成员的问题，是向她证明自己一点也不重要且毫无价值。

治疗师回答道："凯伦，我很感谢你能这样跟我说。我知道要你表达出对我的负面情绪是多么困难的一件事。但如果你知道今天我在团体中的感受的话，可能会对你有帮助。首先，我有一些压力，因为团体中有9位成员，其中3位将在今天出院。我的想法是，要尽最大可能让最多的人受益。我尽了所有力量帮助你探索你的一些感受，但同时我也感觉到你似乎非常不自在，而且我不仅没对你起到帮助作用，还逼迫你去探索你不愿探索的方向。在大约20分钟之后，我开始觉得我真的需要去关注团体中的其他成员，因此我做了转变。但你要明白，这绝对不代表我对你缺乏兴趣或不喜欢你。"

隔天，凯伦提到治疗师的那番话对她很有帮助，而且治疗师也因此显得更具人情味。此外，治疗师的话也促使她第一次思考作为一名治疗师应该怎样做才是正确的。

之前我曾提到，治疗师向病人传递自信与胜任能力至关重要。建立团体结构的方式之一是：治疗师对自己的个人治疗策略有明确的定位，并且在话语与行为方面也表达得清楚而又准确。但这并不意味着治疗师应该在病人面前表现得无懈可击。治疗师进行良好示范的原则之一是：要有勇气承认错误并鼓励病人公开讨论他们对你的批评意见。

请看下面的临床案例。某位治疗师带领的一个团体经常有其他治疗师或学生来进行观察。病人们都知道会有人来观察，而且确信不经他们的允许，任何认识他们的人是不能来观察团体的。在某次会谈结束后与观察者交谈时，治疗师才知道，事实上其中一位观察者认识团体中一位名叫艾尔玛（Alma）的病人。一年前，艾尔玛曾报名参加一项由该观察者所带领的自我决断训练课程，因此他们曾有过很短暂的交往。

由于当时病房里非常混乱，有一些病情严重的病人入院，同时艾尔玛本人也正处于极大的危机中，治疗师（不明智地）决定把该意外事件隐藏起来，没有和团体或艾尔玛讨论此事。该观察者今后不会再来观察这个团体；她与艾尔玛之间也不是真正意义上的个人关系；于是治疗师得出结论，认为团体已经过于动荡不安了，不需要再节外生枝。此外，他也为自己的疏忽感到十分懊恼：没有交代观察者，如果她认识团体中的任何一位病人就应该马上离开。

不巧的是，病房中的一位护士并不知道治疗师的决定，无意中向艾尔玛提到她以前的一位老师曾经来过观察室。第二天，在团体会谈开始之前，艾尔玛就抓住治疗师不放，并要求在团体会谈开始后花几分钟来谈一下该意外事件。

恰好，在当天的团体会谈中，有部分成员处于模糊回避和不投入的状态。治疗师认为自己的模糊回避与团体当前的状态有共同之处，于是决定在团体中公开讨论这一意外事件。他请艾尔玛告诉团体该意外事件的经过以及她对此事的反应。之后，他非常坦率地讨论自己在其中扮演的角色：他说他觉得自己犯了一个错误，并且想要隐藏起来，希望它不为人知。现在看来，如果当时能公开地和艾尔玛讨论这件事，而不是简单地把它隐藏起来，结果将会好得多。

治疗师继续将此事处理得更加深入，他指出，该情境引发了对他的信任危机，并且帮助病人们探讨这种不信任感。治疗师再一次提到，每当他想要隐藏一些事情时，意外总会发生，结果总是事与愿违，因此，该事件更增强了他向病人保持开放的态度与决心。

治疗师自我暴露的结果是，病人对他的信任不但没降反而增加了；治疗师承认错误以及愿意公开讨论其感受的做法增强了成员想在团体中进行冒险的意愿。一位已经在团体中待了五天的病人说，她的一位朋友正巧是治疗师的私人朋友，因为担心治疗师会向她的朋友转述自己在团体中所说的话，所以她一直害怕在团体中开口。治疗师在处理艾尔玛事件时所表明的开放态度使得她能够说出这份畏惧，而且觉得可以信任治疗师会遵守保密原则。

治疗师的透明度与反馈

治疗师本人对病人的反应也是一个非常有价值的信息来源，治疗师应善于利用这一资源，与病人分享并借此促进治疗。治疗师的反馈信息对病人来说往往很重要，正因如此，治疗师更应该在具有支持性的环境下为病人提供反馈。

有这样一个临床案例：埃丝特（Esther）是一位疏离、冷漠、聪明且高度物质化的生意人。她不断地讨论着她的生意经、她的各种房地产投资交易、她因为抑郁症花了多少钱、她丈夫在他们的离婚事件上如何敲诈她，等等。在对她进行治疗时，工作人员非常受挫，因为他们为她提供的任何建议，得到的都是带有物质方面的顽固成见的回答。

在某次团体会谈中，治疗师试图通过下面的话切入她层层防御的盔甲："埃丝特，我思考了很多关于你的事情，我希望能和你分享我的一个幻想。每当我试着想要多认识你一点或靠近你一点时，我就会马上看到在我们之间横亘着各式各样的与物质相关的影像——诸如房子、汽车、家具等。每当你在团体中谈到你所拥有的物质财富时，我总觉得你在我们之间设置了某些障碍。我不知道别人是否也有这类反应，但对我而言这是一种非常强烈的感受！"

像上面这类一般性策略可以帮助治疗师在许多类似情境下对病人进行反馈。例如，对于反复表达一些固定的担忧的强迫症病人，治疗师采取的最有效手段就是坚定地指出病人所讨论的话题给听众带来了什么感受。

看看下面这段谈话："约翰，我想对你做一些反馈。在今天的会谈中，我几次试着想和你进行一对一的交流，就某些主题展开深入讨论。但是每次我这么做后，用不了几分钟你就会回到你失败的事业以及与此相关的话题上。我知道这些话题对你很重要，但不管怎样，当你只和我谈论你的事业而从不谈其他方面的事情时，我觉得自己是被你完全排除在外的。我只能想象，如果我是你医院以外的朋友之一，我迟早会感觉被你拒绝而不得不放弃继续与你保持联系。我不知道你在外面的生活状态是否正是如此，这是否是导致你如此孤立的原因呢？"

我们再来看看治疗师对另一位病人所说的话："亨利（Henry），你在语言方面很有天赋。你用词非常美妙，我真的喜欢听你说话。但如果我只是听你讲话的话，我的感觉是我恐怕不会对你有多大帮助，因此我有一些重要的话想告诉你。在听你讲话的过程中，比如，就在刚刚的三四分钟内，我经常会有很强烈的感觉，你说出的词语、句子和段落都在阻碍着我和你建立关系。我的体验是，当我想要接近你时，你就开始说话，但我发现尽管我对你所说的话非常着迷，但却找不到接近你的感觉，相反，当你说完时我感觉离你更远了：就好像你用词句和段落堆砌成了某种看似精美的障碍——阻隔我们进行沟通的一堵墙。你知道这些吗？这就是你想影响我的方式吗？"

上面的每个案例都使用了相同的策略。治疗师暗指他有想和病人亲近的意愿，但病人的言谈举止却使得他无法接近。通过强调每位病人都有想亲近他人的意愿，治疗师成功地给予每位成员一些重要的反馈，而又避免了这种反馈被病人视为抨击或拒绝。

同时需要注意的是，呈现反馈时须遵守另一项重要原则：给予对方的反馈应基于个人的感受而不是对他人动机的主观揣测。换言之，最好是说："当你这么说时，我感觉就像被你排斥在外。"而不是说："你在排斥我。"后一种表达方式经常会挑起防御性的态度并使对方停止交流。而前一种表述方式只是说话者将其个人感受和反应讲出来罢了，毕竟人人都有自我表达的权利，这是无可厚非的。

总之，治疗师保持恰当的透明度对病人有百利而无一害：首先，治疗师藉此向病人示范了适应性的团体及社会行为；其次，增强了病人对团体治疗和治疗师的了解与信任；再次，病人感受到了治疗师的尊重与重视；最后，治疗师能以更人性化的方式支持病人并给病人提供宝贵的反馈。

第六节　结论

　　治疗师在带领住院病人团体与带领其他类型的团体时，在策略上有着非常大的区别。他们必须彻底改变治疗的时间架构：住院病人的团体治疗全程有可能只有一次会谈。因此，团体治疗师必须在治疗工作上表现得更加积极主动且高效。由于治疗周期短以及病人的病情较为严重，这就要求治疗师采取一种结构化的和高度支持性的工作模式，以加速团体的治疗进程。

　　下面，我将重点讨论住院病人团体治疗技术中的最后一项主要原则：治疗师必须有效地进行"此时此地"的治疗工作。

第四章
团体带领的策略与技巧： 此时此地

　　我曾在第二章讨论过将"此时此地"原则应用于传统门诊病人团体治疗的基本要点。本章将详细探讨住院病人团体治疗的带领者如何运用此时此地原则有效地开展工作。

　　首先，心理治疗中的此时此地指将焦点放在当下，放在此时此地在治疗室中发生的事情上。聚焦于此时此地意味着，不强调过分关注病人过去的生活经历或当前的环境因素（请注意，"不强调"并不意味着"忽略"），但这并不表示病人过去的经历或当前的生活情境与治疗不相关或不重要。事实上，在很大程度上，每一个体的心理特征都是由其个人生活经历中的种种事件所塑造的，每个人都必须生活在现实世界中，因此，有效的治疗应该帮助个体更顺利地适应其现实生活情境。关键在于，如果团体治疗只把重点放在过去或着眼于外部生活环境，将不会对个体有多大帮助。而将注意力集中于此时此地则可以最大程度地发挥团体治疗的疗效，就此而论，此时此地可以说是团体治疗的力量之源。

第一节　此时此地的基本原理

促进人际学习

　　为何要如此强调此时此地呢？聚焦于此时此地如何促进治疗的改变呢？要回答上述问题，首先要了解两个基本假设，这两个假设目前已成为临床专家们的共识。第一个假设是，在某种程度上（甚至是在很大程度上），精神障碍是以人际问题为基础的。虽然个体来寻求治疗时所呈现的症状各有不同，但治疗师可以这样假设——所有症状都含有人际关系的成分。这也是精神病理学的人际理论的核心假设，由此可以推论，治疗师所要治疗的并非外显症状，而是症状背后的人际病理现象。

　　第二个假设是，个体的人际病理现象会以浓缩的形式在团体治疗中重现。不论个体的人际困境表现为何种形式——傲慢、攻击、依赖、贪婪、自恋或与他人建立关系时出现的各种适应不良——都会在团体治疗的活动中显现出来。因此，团体就像用显微镜放大了个体的人际行为，并藉此成为了个体的社会缩影。

　　如果这两个假设成立的话，那么强调此时此地的重要性就显而易见了。治疗师无须借助个体的详细病史来评估其病理状态，因为在团体互动的过程中，治疗师就可以获得评估个体人际问题的重要信息。在团体治疗过程中，个体必然会重现其不良的人际互动模式。更有利的是，团体中还有许多观察者，他们对某一个体的行为的看法并不完全相同。因此，在团体互动的过程中蕴含着相当丰富的信息，治疗师的任务就是去发掘这些信息的意义并使用它们帮助个体。在治疗师的帮助下，个体了解到别人是如何看待自己的，并理解了自己与团体中的其他人建立关系时所出现的不适应行为，从而进一步认识到在更大范围的社会交往中自己存在哪些问题。

以此时此地为焦点不仅给每位成员提供了非常有价值的信息来源，同时也为成员尝试新的行为方式提供了一个安全的场所。病人拥有顽固的、灾难性的幻想是造成其行为僵硬固着的原因之一：他们认为，如果自己做出了不同的行为就会导致某些可怕的事情发生。例如，一个阿谀奉承、被动性强的人可能隐藏着一种幻想，认为如果他的表现更坦率（譬如，与人意见不一致、打断别人的话、要求给自己多一点时间或表达愤怒）将会给他带来极其糟糕的后果（被拒绝、受到打击报复或被愚弄等）。要想有所改变，就必须解除这些灾难性的幻想。但是，解除幻想必须基于具体的行为体验，因为那些灾难性的幻想并非基于理性，所以仅仅借助"理解"是不足以驱散它们的。

有效的治疗机制包括让个体尝试这些他们觉得可怕的行为模式，以此验证他们的灾难性幻想并不会真的出现。例如，当个体第一次表现出有主见的行为，发现自己被他人接纳、得到了更多的尊敬和喜欢而不是愤怒与拒绝时，这就是极具治疗效果的一次体验。

但是，在日常的社交活动中，要尝试新的行为是极其困难的，需要冒很大的风险：由于个体无法确信能否从他人那里得到诚实、坦率的回应，因此，宝贵的人际关系可能会从此破裂，个体所依赖的人也许会就此离开。与此相反，团体治疗中的此时此地则是试验新行为的绝对安全的场所。团体中的人际关系既是真实的，在某种意义上又是"非真实"的人为团体；团体中的其他成员对个体来说在当前是非常重要的，但是他们不会在个体的未来生活中扮演任何重要角色。此外，团体治疗的一项基本原则是——无论事实真相如何，团体成员间的沟通都是真实的。而治疗师的存在则进一步降低了个体尝试新行为的风险，他在团体中承担着支持性的角色，可以监控并适当调整团体成员对自己的新行为做出的种种反应。

病人在团体治疗中获得的成功很快就可以迁移到团体外的行为上。团体治疗师一般假定此类学习的迁移是自动发生的：个体在团体中尝试新行为获得成功后，就会逐渐在其他情境中产生类似的行为转变。有些个体无法完成这种学习的迁移，此时，治疗师要投注更多精力，帮助个体将在团体中学到的东西迁移到团体外的生活环境中去。

促进其他疗效因子

将焦点放在此时此地不仅可以促进人际学习，同时也可以促使团体治疗中的其他疗效因子充分发挥效果。

凝聚力

要在小型治疗团体中建立凝聚力，以下两个条件必须被满足：

1. 成员能亲身体验到团体活动对其内在改变有所裨益。

2. 成员发自内心地觉得团体的任务是与个人相关的，并认为团体活动能有效实现这些任务。

以此时此地为焦点正好满足了这两个条件。一个以人际互动为基础的团体毫无疑问是生机勃勃的，其根本任务是激励性的，成员都能深深地投入到团体过程中：绝大部分人都能参与到每一项互动中，任何时刻都没有人游离在外。而且，如果治疗师能为个体做好参加团体的准备工作，那么以此时此地为焦点的重要性也就更显而易见了。其主要的假设——病人有明显的人际关系问题——并不难理解，而这些问题可以通过病人在团体中表现出来的行为加以检验并予以理解及矫正。即使有人辩称，他到医院来是由于其他生物学或社会层面的原因（诸如幻觉、抑郁或失业），通过加入团体，个体通常也可以理解，除了这些主要问题外，他们仍有许多人际关系层面的问题需要去改善。因此，利用团体来矫正适应不良的人际行为是有益的，而且能达到很好的效果。

以"彼时彼地"为焦点的团体无法满足上述条件。这类团体很少能发展出足够的凝聚力。一般来说，"彼时彼地"形式的团体聚焦于个体在院外经历的导致其住院的问题。这种解决问题的方式通常不会获得成功，因为给团体呈现素材的是一位情绪消沉、带有偏见的当事人。团体治疗的有限时间也不允许在一次会谈中对两位或三位以上成员的问题做深入探讨，因此，许多成员会觉得无趣而无法投入。最终，这类团体就会因为被大多数成员视为事不关己而走向失败。

凝聚力对住院病人团体还具有另外的作用。在小型团体治疗过程中，个体感受到彼此间的接纳与支持后，在会谈结束后的其他时间里，成员之间也会持续以一种支持性的方式进行互动，因此，他们不会感到孤立。由于他们能从彼此身上获得更多帮助，也就更乐于参加病房中其他的治疗活动。

利他性

在团体治疗中，团体成员在帮助他人的同时自身也从中受益。有许多方法可以激励团体成员互相帮助。在以"彼时彼地"为焦点的团体中，成员之间偶尔也会相互支持，帮助他人解决疑难问题。不过，以此时此地为焦点的团体可提供更多机会鼓励成员相互协助：特别是他们可以为彼此提供宝贵的反馈意见，帮助对方认识到自己在人际互动中所表现出来的行为模式。反馈是互动过程中的核心部分，稍后我将简要讨论治疗师在反馈中的作用。

存在因子

以此时此地为焦点对帮助成员确认个人责任特别有效。小型团体治疗最奇妙的地方在于，每位成员都是"随缘而遇"。在进入团体时，他们与其他人没有任何关联，不存在对某个成员的固有反应倾向。所以，每位成员都会在团体中呈现他自己的人际空间。有经验的治疗师可以协助个体了解他要为自己所塑造的那个自我形象负责，并且也要为别人对待他的态度和行为方式负责，因为在团体中发生于个体身上的任何事，都是个体自己行为的结果。

治疗师可以带领病人通过以下一系列步骤进行学习：

1. 别人是如何看我的？（反馈的过程）
2. 我的行为给别人带来了什么感受？
3. 我的行为是如何影响别人对我的看法或印象的？
4. 上述所有步骤是如何影响我的自我价值感的？

要注意，上述所有步骤均可在个体的行为中找到根源。这样的学习顺序能很快帮助个体了解到他们应该为别人对自己的反应及行为承担责任，同时也应对自己的自尊负责。

第二节　此时此地的两个阶段

以此时此地为焦点所产生的效用必须包含两个共生阶段——两者缺一不可。首先是"体验"阶段，团体成员必须生活在此时此地：他们必须将注意焦点放在自身对团体其他成员、治疗师以及整个团体的即时感受上。但是，如果没有第二个"理解"阶段，尽管以此时此地为焦点往往是激动人心且令人兴奋的，却不具备治疗作用。在这个阶段中，团体必须从此时此地的体验中发现某种意义才能获得真实的受用。团体成员必须进行自我反省，探究发生在团体内部的各种交流互动过程，试着理解在团体中发生了什么事。因此，运用此时此地策略产生治疗作用必须完成两项任务：一项是激发团体进入此时此地的体验，另一项是促进团体成员的自我反省。

此时此地的双重任务性质非常考验治疗师的工作技巧：在"体验"阶段必须使用一套技巧，而在"理解"阶段则需要另一套方法。在第一阶段，治疗师必须知道如何使团体活跃起来，如何引导团体成员进入此时此地的体验过程。在第二阶段，治疗师必须了解促进自我反省的技巧。通常，我们称第二阶段的技巧为解说、澄清、解释或历程阐释（process commentary）①。在此时此地的第二阶段中，治疗师的职责毫无疑问是要澄清或揭示有关历程的某些方面——团体成员之间的关系。

在本书中，我描述了许许多多以此时此地为焦点进行治疗的案例。事实上，我所描述的每一个治疗干预案例或治疗师评论的案例，都属于一种此时此地的治疗模式。在这些案例中，没有任何一位治疗师的评论是针对团体外的事件或以非此时此地的事件为焦点的。在第五章，我将介绍一种明确引导成员进入此时此地的团体治疗模式。在此，我只简要介绍基本的治疗策略。

---

① "历程"这个词在心理治疗中有很多不同的含义。此处特指以此时此地为焦点的第二阶段。历程必须与内容（content）加以区别。当个体间进行互动时，其沟通的内容是不言自明的：它由参与者之间的具体对话组成。而当讨论互动历程时，我们的问题是："这些交谈内容，有没有对对话的两人的关系是什么性质进行提示？"因此，"历程"永远是对"关系"的一种阐述。

第一阶段：激活此时此地

关于如何引导团体进入此时此地，我所能给予治疗师的最重要的忠告是：就此时此地进行"思考"。换言之，当团体讨论任何问题时，治疗师都必须默默思考："我要如何将团体引入此时此地呢？"治疗师必须像牧羊人一样始终引导羊群，不要让它们误入歧途——误入"外面"的主题、讨论过去的生活事件或是进行抽象的理智化讨论。

治疗师必须帮助成员坦诚相待、互相审视、直言不讳、直呼其名。治疗师的任务是要把团体外的主题切换为团体内的相关内容，将抽象转变为具体，把非个人化的表述转化为个人化的交流。当某位成员开始以抽象的方式抱怨时（比如，"我希望能更加果断"或者"我太容易受惊吓"），你必须想办法将这些抽象的话转化为有特定意义的话，并且与团体中另一位成员的行为联系起来。例如，你可以说："请你看看，在这个房间里谁让你受惊吓了？"或者，当某位成员谈到自己感到孤单或寂寞时，你可以用类比的方式将个体引导至"此时此地"中来。譬如，你可以这样问："在这个团体中你是如何被孤立的？你想和谁更接近一些？你觉得你比较不想跟谁接近？"同样的策略可用于处理所有关于人际关系的抱怨和讨论。

第二阶段：历程阐释／自我反省

如果成员只是"体验"到了此时此地——仅限于参与彼此的情感表达——他们会体验到团体是紧张、兴奋和充满力量的，但并不能从中学到真正有用的东西以运用到其他情境中。研究证据表明，成员要通过团体治疗获得实质性的改变，必须借助某些认知架构从此时此地的体验中获得意义。提供解释的过程是至关重要的，而解释基于何种特定的理论流派（如精神分析、人际理论、交互分析或格式塔心理学等）则不是那么重要。

在上一章中，我举了很多关于历程阐释的案例。让我们以发生在马特和露丝之间的意外事件为例。治疗师通过敦促矛盾双方相互表达对彼此的感受而激活了此时此地。露丝拒绝和马特谈话，只有在治疗师的大力鼓励下，她才愿意在团体中向对方吐露自己的感受。她说她已将马特"删除"了，而且不愿与马特进行任何互动。马特表示，露丝如此对待自己让他很受伤，并且感到非常愤怒。

揭露这些感受属于此时此地的第一阶段。在第二阶段的历程阐释中，治疗师协助露丝回顾她把别人"删除"的行为和不轻易宽恕人的做法，然后鼓励她去检视该行为的后果。她终于认识到，马特及其他成员都不愿意接近她，是因为担心被她断然拒绝，而正是由于她这种好批判他人的个性，使她无法获得别人的支持和关爱。另外，治疗师也协助马特审视自己行为的后果，特别是他的暴躁脾气是如何让别人感到惊吓从而想避开他的。

我们也可以再看一下彼得和艾伦的案例。此时此地的经验包括彼得（受治疗师鼓励后）在会谈中说了一件负面的事情。他温和地批评艾伦占用了团体太多的时间。艾伦听到彼得的批评后感到很难过，而艾伦的这种反应又使彼得深感内疚。接下来的工作就是阐明过程。治疗师同时帮助艾伦和彼得检视他们的行为。艾伦看到了她出现极端反应的一些原因——她渴望得到所有人的爱，但又害怕自己的要求太多，因此很难向别人表达自己的需求。彼得也找到了他缺乏果断性的原因，并逐渐意识到他的一些灾难性幻想其实是非理性的。

激活此时此地与历程阐释是彼此共生的：要使团体的此时此地具有治疗

作用，两者必须共存。在这两个阶段之间存在着一种微妙的平衡，依据团体的需要，治疗师可强调任何一方。例如，在一个以工程师为主的门诊病人团体中——他们具有高度理智化的防御机制——治疗师必须集中精力和时间协助团体去体验此时此地：相互表达感受、给予回馈、关心对方。而在一个过度表达情绪的团体中，治疗师可以"缓和"一下团体的节奏，通过强调历程阐释这一阶段来避免成员情绪过于高亢而冲昏了头脑。例如在第三章，我提到在住院病人团体中，治疗师如何通过下面的说明立即进入历程阐释阶段以减少冲突："现在我们稍微暂停一会，回过头看看是否能搞明白在玛丽和约翰之间发生了什么。"

第三节 关于"此时此地"的一些特殊考虑

尽管此时此地治疗的基本策略在住院病人及长程门诊病人团体中的应用是类似的，但也存在一些重要的差异。我在前面强调过，两者最明显的差异体现在治疗过程的时间长短上：住院病人团体的治疗时间太短，以致无法对人际问题进行彻底修通；治疗师应把工作重点放在人际关系问题定位、简短的历程阐释上，并且鼓励病人基于在住院团体治疗中取得的进步，通过后续追踪治疗继续进行探索和强化。

另一项策略上的重要差异是由住院病人罹患的疾病的严重性揭示出来的。住院病人团体成员可能非常脆弱、非常需要他人，或者感受到了极大的压力，以致无法进入此时此地并将在互动中所获得的信息进行整合。住院病人因病情急性发作而急需尽快、直接地缓解痛苦，因此在治疗团体中，他们经常对此时此地的工作方式感到困惑而产生抗拒：它看起来似乎是间接的、未紧扣目标的、与他们的个人痛苦不相关。更有甚者，某些病人的焦虑常常过于严重，以致无法忍受那些面对面互动所引发的焦虑，也无法消化和吸收治疗师所提供的解释。

此时此地与个体生活问题的关联

因此，病房的团体治疗师必须改变他的技巧以妥善处理病人的心理压力。治疗师应该充分重视下面这个问题：在团体治疗与每位病人的生活困扰之间存在相关性。在前一章中，我提到治疗师应该如何在团体刚开始时向成员明确阐述团体治疗理论的依据。但这样做还不够，在整个会谈过程中，治疗师必须一而再、再而三地不断向病人展示团体过程是如何与其"外面"的问题关联的。为了有效地证明这种关联性，治疗师可以帮助每位病人察觉：他们在团体中表现出来的行为模式与其在实际生活情境中暴露出的问题具有相似性和可类比性。

我们来看一下这个临床案例：一位女性病人告诉莎拉（Sarah），她觉得难以和莎拉亲近，因为莎拉看起来总是拒人于千里之外。其他成员都同意该观点，并且提到他们也曾想跟莎拉接近，但她似乎极力把自己隔离开来。莎拉这时说道："我就是这个样子。我知道别人常指责我自以为是，但坦白说，我只不过是没有兴趣和他人建立亲近关系罢了。而且，我不认为我和这里的所有团体成员有任何共同点，足以让我们维系长期的关系。"

莎拉的回应很有挑衅意味，极可能障碍团体进程，也可能导致其他成员出现愤怒反应（因为知道对莎拉来说，他们一点都不重要）。而莎拉甚至没有动机去探讨这一问题，因为就如同她对团体所说的，她是因为情绪抑郁而住院。如果别人难以和她建立关系，那是"他们的"问题，与她自己无关。

治疗师通过帮助莎拉理解团体互动与她在生活上遇到的不顺有关联而使上述僵局有所改观。他问道：她这种人际态度（自以为是或对建立亲近关系毫无兴趣）对她的生活产生了什么样的不利结果？她是否曾为此付出代价？她是否想改变自己与别人相处的方式？同时，治疗师通过观察指出，团体中的很多人都对她感兴趣，以此来降低莎拉的压力和防御性。显然，周围人发现她很有吸引力且想要亲近她，他们因无法与她亲近而感到遗憾。

　　听完治疗师的话，莎拉有些动容。她提到自己一直都是这个样子，也不认为自己能够有所改变，但她确实因为自己对他人所持的态度而付出了代价。她的抑郁是由最近的离婚引起的，由于她根本无法与一群新的亲朋好友建立关系而陷入了绝望般的孤立与无助中。

　　在此时，治疗师可以选择的一种做法是：帮助莎拉探索她的人际模式是否对其失败的婚姻产生了影响。她在团体中表现出来的行为——冷漠、好评判他人以及拒绝接触等——是否正是迫使她的丈夫离开她的真正原因？这是一条很有诱惑性的线索，但却必须避开：因为这是一个常见的技术错误，这样做会把莎拉及团体的焦点引向团体外的主题上——一位不存在于团体内且不为团体所认识的男人身上。以这样的方式对莎拉失败的婚姻进行探索必然是草率的、肤浅的、无法令人满意的，同时也会让其他成员觉得难以介入和深感挫败。

　　更明智的做法是，治疗师选择继续把焦点放在此时此地。他向莎拉强调：团体成员的反馈也许非常有用，能帮助她与一些新朋友建立关系，并加深她和别人已经建立的关系。他猜想，在现实生活中，莎拉也许会陷入类似的情境：周围的人们对她的感受与团体成员一样——人们被她吸引，想要和她亲近，但却被她那种拒人于千里之外的冷漠姿态吓住了，将她害怕与人亲近的心态误以为是自以为是或妄自尊大。莎拉只在医院里住了三天，却学到了她以前所不知道的非常重要的东西：她传递给他人的信息阻碍了其从别人那里得到自己真正想要的东西。

病人的脆弱性

展示此时此地的治疗策略与每一位成员的重大生活问题的相关性，有助于增强他们投入团体活动的意愿。在激发了足够的动机之后，治疗师应该关注团体成员的脆弱性。在第三章讨论治疗师的支持时，我曾强调，在这一点上最重要的指导原则是：此时此地取向并不等同于面质、冲突、直指别人弱点、直言不讳或以一种破坏性的、歇斯底里的方式描述人类关系。相反，通过治疗性地使用此时此地策略，就能让团体成员信任、支持、鼓励和肯定彼此，并以一种温和的方式为彼此提供关于对方如何被他人影响和感知的信息。

反馈

人际互动取向的真正核心是反馈过程（彼此分享对其他成员的感受）。治疗师需要把大量的注意力放在教导成员如何提出具有建设性的反馈以及如何充分利用别人给自己的反馈上。团体成员并不会自然地、自发性地进入反馈过程中。反馈并不是一种常见的沟通方式。事实上，在生活情境中，人们很少会无所顾忌地对另一个人的当前行为直接发表评论。这样的直接反馈通常被视为禁忌；唯一例外的是亲子关系；偶尔的情况下，在极度亲密（或极端冲突）的关系中也可能有这样直接的反馈。

反馈过程一般由治疗师发起。然而，一旦建立相应的团体规范，成员就会自发地要求进行反馈。例如，在会谈开始时，他们会提出这样的议题（详见下一章）：他们想知道别人对自己的看法或者自己的行为如何使别人疏远自己或吓到别人。

接下来，治疗师必须帮助成员提供有益的反馈。通常，第一项工作是协助成员清晰明确地提出反馈。第一轮的反馈一般都是一些平淡无奇的话："我认为你是个好人""我觉得你很不错""我好喜欢你"或"我发现你蛮讨人喜欢的"，诸如此类。带领者可以为成员示范更具帮助性且更清晰明确的反馈：询问接收者到底从反馈中学到了什么，刚才的反馈究竟对自己有多少帮助，或他认为哪一个评论对自己最有帮助。

一般来说，这样的询问可以帮助提供反馈者变得更加具有鉴别能力。成员会认识到，听到别人说自己"是个好人"或"很不错"虽然心里很舒服，但同时却不是特别有用。治疗师可用讨论"盲点"概念的方式来帮助大家认识到这一点：在自我认知方面，每个人都存在一些"盲点"，这些东西是他人（在此指团体中的其他成员）看得到而自身却无法看清的。因此，成员之间能有所帮助的一个重要方式是，让对方觉察到自己的"盲点"。然后，我们就可以鼓励成员向要求回馈的人指出某些他自己不知道或察觉不到的东西。

治疗师可对成员进行口头指导来支持和促进这一反馈过程。一个特别有效的引导反馈的问话是："假设在你离开医院之后，你和约翰成为了室友（或在一起工作，或同时被困在一座孤岛上，等等），那么他行为中的哪些方面会阻碍你和他建立理想的人际关系？"

上述问话的措辞方式为提供反馈的另一项重要规则做了示范。治疗师必须帮助成员学会只针对特定的人格特质或行为方式提供反馈，而不是对某人的本质进行泛泛的评论，因为空泛的评论很少能给别人真正的帮助，而且通常还会降低对方的自尊并引发其防御反应。例如，下面的话是不会对成员有什么帮助的："我真没觉得你有什么吸引力""我就是不喜欢跟你在一起"或

"我认为你很无趣"，等等。相反，当一个人听到自己的某些特定行为使得旁人不喜欢或远离自己则是非常有意义的。比如，下述评论就能切实地帮助他人："乔，跟你说话我觉得非常不舒服，因为你从来不看着我。你避开我的视线，使我觉得你对我说的话根本不感兴趣，或者你根本就是想要躲开我"；"跟你在一起我并不是非常舒服，因为你从来不会表达不同的意见。因此，我不知道你对事情的真正看法是什么。我感觉你只是在说一些你以为我喜欢听的话"；"我不喜欢你沉溺于自责的样子。"

请注意，所有这些反馈案例都聚焦于病人显然有能力改变的事物上。对一个人无法改变的部分（比如外表和着装）加以评论常常是不具建设性的做法，尤其是在短程病房治疗工作中。而在长程团体治疗中，通常有足够的时间对有关外在形象的反馈进行对治。在这类团体中，成员可学到外表会对他人产生影响的重要信息，并对如何在人际交往中进行自我展示有了更清楚的认识。此外，那些对别人的外表做出回应的人可能也学到了很多。毫无疑问，人们的外表会对团体中不同的成员产生不同的影响，而外表在不同成员心中的意义也是各不相同的。这一现象将促使每位成员去探索，自己为何会对某个特定的人产生特定的反应。然而，在急性病房团体中，没有时间进行这样的修通工作，因此，有关外在形象的负面反馈几乎总会导致防御性的反应并进而阻碍了讨论，而不是导向开放性的讨论与学习。

由于治疗师本人对这样的反馈过程已经习以为常，以致有时会忘记对大多数团体成员而言，这其实是一个全新且会产生相当程度焦虑的过程。团体成员对反馈经常是非常敏感的，他们也许会被惊呆以致无法认真倾听。他们会曲解自己听到的话，同时又因为太过焦虑而没有要求对方进行澄清。

例如，在某个团体中，卡尔（Carl）说唐"总是沉浸在自我中"。唐的反应非常强烈且急切，不一会儿，他开始哭诉为什么别人不懂得感激自己，其实自己真的非常关心别人。他继续说道，为什么他不断地努力帮助别人，而得到的总是别人的不满与指责？

治疗师要求暂停此时此地的体验阶段，引导唐进入历程阐释阶段。治疗师注意到，在刚才的互动交流中，唐几乎不给自己任何喘息的机会，似乎立即就认定卡尔所做的反馈最糟糕。除此之外，还有其他可以选择的做法吗？通过团体成员的协助，唐探索了其他几个可能的选择。第一，他可以问卡尔他所说的"总是沉浸在自我中"究竟是什么意思，以确定他是否完全理解了卡尔的意思。第二，他也可以从团体其他成员那里得到一些反馈。他们是否都同意卡尔的观察，或者只是卡尔自己有此独特的想法？

唐选择了第一个做法，他问卡尔他说的"总是沉浸在自我中"究竟是什么意思。当然，唐以为卡尔的意思是说他是个自私的人，只考虑自己从不关心他人；但结果呢，卡尔完全不是这个意思，他的意思是唐永远沉浸在问题里——不是他自己的问题就是别人的问题。卡尔观察到唐永远不给自己喘息的机会，他从来不到球场上打排球，从不到外面做运动，从不和别人一起玩游戏，从不会放松地享受生活。

这件事对唐产生了深远的影响，使他看到自己草率地曲解卡尔的反馈的做法可能并不仅仅是个例外，而是他自己惯有的思维模式的一种反映。

但请记住：负面反馈总是会造成伤害。治疗师必须担起责任，协助病人解除痛苦——即使病人否认受到了伤害。

请看下面这个案例。赫布（Herb）是一个颇具吸引力的分裂样人格患者，他在团体中谈到他很难跟别人（尤其是女性）建立并维持亲密关系。他征求其他成员的反馈以帮助自己了解为什么总是无法跟女性正常相处。罗琳（Lorraine）是一个极富吸引力的精神分裂症患者，她给了他一个直截了当的回答："当我吃鲍鱼时，我感兴趣的只是里面的肉而不是外面的壳。尽管鲍鱼有很漂亮的壳,但真正有价值的还是里面的肉。"

赫布微笑着,很有礼貌地道谢,表示对她的话很感兴趣,会认真考虑这些话的意思。但是当团体会谈继续进行时,赫布的脑海显然已全被罗琳刚才的话所占据。他无法专心聆听其他成员给他的反馈,也无法参与到团体成员的讨论中来。

尽管赫布不承认,治疗师还是推测他已经因为罗琳的反馈受到了伤害。治疗师要求赫布回到七八分钟前,将他听到罗琳的话时产生的真正感受与团体进行分享。但赫布只是重述他先前的说法。为了给赫布施加更多压力,治疗师指出他看到了赫布脸上流露的痛苦表情。

最后赫布说:"好吧,我就说一下当时的感受。罗琳,你算老几?我看不出你哪一点比我强!"

治疗师表示了解赫布的愤怒,但要求他再深入地谈一谈,比如,愤怒情绪的背后又是什么呢?赫布否认有其他任何感受,于是治疗师替赫布表达了他的心声:"如果我是你,我听到罗琳这么说会觉得心痛。"赫布点头承认,眼里充满了泪水。治疗师说:"你是否可以说一下这些眼泪代表什么?"此时,赫布转向罗琳并对她说:"罗琳,你说的话让我感到很难过,你让我觉得自己没有什么内涵,这让我很受伤。"罗琳立即回应说:"我现在不但喜欢肉,也开始喜欢壳了。"

对赫布而言,这次反馈的整个过程是非常重要的人际互动。让他意想不到的是,他敢于表达内心的痛苦和受到的伤害,反而让罗琳觉得他更容易亲近且被他吸引了。他学到了一些重要的东西。之前他要求团体帮助他了解为何总是无法与女性建立亲密关系。现在他终于认识到,自己过于刻意地保持光鲜亮丽的外壳,而遏制了内在更人性化、更脆弱的那部分自我。

反馈具有互相促进的作用。提供反馈的人最终将在此过程中获得对自己的更多了解。例如，已经多次参加团体的杰瑞（Jerry），其反馈一向被认为是令人舒服和愉悦的，但对当事人却没有实际的帮助。团体成员于是开始向杰瑞提出反馈，说他永远是个"老好人"，不愿在任何问题上表明自己的立场。杰瑞觉得很受用，他坦陈自己害怕冒犯任何人以及他非常期望被每个人所喜欢和尊敬。杰瑞之前的行为使他变成了一个索然无味的家伙。虽然他没有冒犯任何人，但也引不起别人对他的任何兴趣。外交手腕及中立性在国际关系中是极其重要的，但用在人际交往中则会使人显得平淡无奇。

另一个临床案例是：杰夫（Jeff）和迈克尔（Michael）想建立关系，但在交往过程中却遇到了很多困难。迈克尔总是笑着说自己很抑郁，团体其他成员告诉他这样的笑使大家觉得很困惑。然而，杰夫却表示他倒不觉得困惑，因为他可以一眼看透迈克尔的心思。迈克尔对杰夫的回应感到非常不舒服，两人的互动随之变得充满摩擦和防御。

此时治疗师进行了干预，他建议迈克尔再复述一次他听到杰夫的反馈时的感受。迈克尔解释说，他觉得杰夫其实想表达自己很聪明，可以一眼看穿自己这个头脑简单的可怜虫。接着，其他成员也同意迈克尔的说法，虽然他们认为这个解释跟杰夫平常的举止不太相符。杰夫对此说法感到吃惊，但也能明白为什么他的话被大家理解成这样。其实，他真正想告诉迈克尔的是：他觉得自己和迈克尔很亲近，两人甚至心有灵犀一点通。于是，团体开始协助杰夫探究为何不能直截了当地对迈克尔表达这个意思。很快，杰夫开始探讨自己向他人明确表达好意时遇到的困难。

如果人们在提供反馈时可以同时表达对方行为带给自己的内心感受，那反馈将会更具建设性。对治疗具有促进作用的正确表达方式是：听到某人的话自己有什么感受，而不是自己认为某人或某人所说的话是什么意思。利用所有这些技巧，治疗师可以对团体成员的反馈过程进行明确的指导或示范。

让我们看一下这个案例：在某次团体会谈中，10 个成员围着圈坐在沙发或椅子上。有一位女性患者，却坚持坐在某张空着的椅子前的地板上，时而还躺下来伸伸懒腰。在会谈开始时，她说自己打算讨论如何与他人建立亲密的人际关系。

稍后，治疗师给了她以下反馈，以帮助她探索自己提出的主要议题："丽塔（Rita），我要和你分享我对你的感受，因为我认为这和你的议题有关。我一直在想，如果我是你外面的朋友之一，我会有什么感受。而我发现，今天我很难用跟其他团体成员建立关系的方式来和你建立相同的关系，只是因为你坐在地板上。这并不关乎是否正式的问题，因为我也喜欢坐在地板上。重要的是，我发现自己坐在很高的位置俯视你，而你则坐在下面仰视我。这在我们两人之间制造了一条巨大的鸿沟，仿佛你很年轻、很小、很可爱，而我却又大又老。我这样说不知对你有没有帮助或意义？这是否符合其他人对你的看法或你对自己的了解？"

第四节　有效利用突发的破坏性事件

住院病人与门诊病人团体在应用此时此地技巧时的另一个主要差异是：前者常伴有突发性的、不可预测的戏剧性事件。与典型的门诊病人团体相比，住院病人的病情更加严重，经常在思维障碍影响下做出非理性的、让人难以理解的事情：某个成员可能会突然说出一些不合时宜或精神错乱的话；莫名其妙地责骂别人；突然冲出房间；表达非常强烈的积极或消极情绪；也可能会打瞌睡或打鼾；甚至因幻觉而出现异常行为反应。这些不可预期也难以避免的事件可能会搞得治疗师晕头转向，使他在下次团体会谈时变得神情紧张、满面愁容。

遇到上述突发情况时，治疗师应秉持以下基本原则来掌控局面：必须努力将最具破坏性的事件转化为有益于治疗的机会。原理很简单——所有在团体中发生的事件都可用于理解和学习人际互动。

回想一下运用此时此地的基本假设：每位成员在团体中的行为都是他在团体外人际行为的缩影。换言之，管中窥豹可见一斑。因此，在团体中发生的所有事件都是有意义的；假如治疗师能保持头脑冷静继续带领团体的话，这些事件将提供关于人际互动的重要信息，从而使团体治疗更加充实。当突发事件过于戏剧性或过于极端时，当事人也许会因压力太大而无法在当下完成学习过程（但也许可以在几天后加以整合），不过，其他成员对此事件的强烈反应依然可用作治疗工作的素材。

这并不是什么新的原则，我在前面已经提到过，团体中的人际互动事件即是治疗的素材。在团体中会有各种各样的事件发生；而治疗师只需要引导团体成员将注意力集中到这一事件上，即可协助成员加以分析并从中学习。治疗师要注意的主要问题是，必须适当控制成员们的情绪介入程度。团体事件的范围很广——有些看起来琐碎而无害，有些则很严重。但不管发生什么事件，治疗师的任务是评估该事件对治疗的潜在作用并帮助团体加以利用。下面将呈现一些临床实例来说明具体策略是如何运用的。我会先举一些不那么戏剧化的日常生活事件，然后再慢慢深入探讨那些比较严重的事件。

沙发坐不下了

在团体会谈开始时，保罗（Paul）和另一位成员坐在一张双人沙发上。埃莉诺（Eleanor），一位很胖的女人，慢吞吞地走过来问能否坐在他们中间。

186 住院病人的团体心理治疗

保罗说"好啊",接着埃莉诺就挤进去坐下了。几分钟后,保罗费了一些力气脱身出来,嘴里一边嘀咕着需要一些空间,一边移到圈里剩余的空椅子上。

几分钟后,治疗师把重点集中到这件事的过程上。当埃莉诺问保罗是不是可以一起坐时,保罗的感觉是什么?他是否可以有别的回答?保罗主动说,他其实可以说:"埃莉诺,这里的空间不够,我想你可以坐其他的椅子。"

保罗想了想又说道:"不过,如果这样说的话可能会让埃莉诺感到难受。"埃莉诺回道:"或许这正是我需要听到的话。"治疗师提醒保罗,他随后站起来坐到别的地方这一举动其实也表达了同样的意思。只不过这是个间接的信号,其结果是让埃莉诺觉得陷于模棱两可的境地,而保罗自己也感到很羞愧。

对这一事件的讨论引发了保罗对自己"团体外"的生活经历进行思考。保罗在前天得知他因为企图自杀及在精神科住院而即将被解雇。他正考虑是不是就这样算了,还是应对这种不合法的解雇,寻求法律上的支持和帮助。而关于他让埃莉诺坐在沙发上这一事件的讨论,恰恰有利于他更深入地思考这个关键问题。

被动控制的查克

在查克(Chuck)第一次参加团体时,治疗师表示欢迎并为他介绍团体,但查克却没有任何反应,连头都没点一下,这让人感觉非常不舒服,治疗师甚至当场就愣住了,不知该继续介绍还是等查克做出反应。在稍后的团体讨论中,治疗师回到这件事情上并和查克分享他的感受。随后,团体其他成员也说,他们在吃饭时曾想试着和查克说话,但他却移到桌子另一端独坐。大家对查克的反应各有不同:有人觉得受到了伤害;有人因受辱而生气;有人则表示困惑。查克大为吃惊，他一直不知道自己会给别人造成这么大的影响，尤其对治疗师感到不舒服更为惊讶。他没想到自己可以影响治疗师这样的人物，因为他一向觉得自己极端渺小且胆小怕事，他保持缄默是因为他总觉得别人比自己重要、敏捷和强壮。

治疗师一生气，贝蒂就腹痛

治疗师生气时团体总会受到很大的影响。当精神错乱的杰克（Jack）参加一个高功能水平团体的会谈时就发生了这样一件事。杰克曾漫骂过团体中的很多病人，并且用暴力威胁过其中的某些人。在此之前，他因法律原因必须"留置"在医院14天，而治疗师恰好也是签署留置文件的两位精神科医生之一。

在团体会谈开始几分钟后，杰克不顾会谈正在进行，大肆批评并威胁治疗师，说他不该签署留置文件。数分钟后，治疗师显然被杰克激怒了，不只是因为他攻击了自己，而且因为杰克对团体造成了极大的干扰。治疗师表达了自己的愤怒，并且告诉他随后会和他详谈，但现在他必须立即离开团体，因为他的行为实在太过分了。杰克更加愤怒，反骂了几句，最后还是离开了。整件事情持续了大约有5分钟，这让好几位成员感到不安，尤其是贝蒂（Betty），她开始感到剧烈的腹痛，因而要求离开团体。（她是一位患有躯体化症状的病人，由于不明原因的严重腹痛而在精神病院住院多次。）

治疗师试着以此事件为切入点，用尽一切方法劝贝蒂留在团体内，并且让她谈谈她的腹痛。她同意再留5分钟，并试着谈谈她刚才的感受。团体要求贝蒂回顾一下腹痛的起源，这似乎很清楚：它是在治疗师与杰克进行激烈交锋时开始的。贝蒂变得防御起来，不想继续谈下去，竭力否认这两件事情有任何关联。由于治疗师已经与贝蒂建立了良好的关系，于是他用一种温和的方式对她表示，自己不相信这两件事情之间没有联系，他说："贝蒂，我知道你曾说过对我感觉不错，我也知道你认为我是一个温和的人，因为在昨天的团体会谈中，你曾说过这是你喜欢我的地方之一。所以，你对我失去冷静而且对病人生气怎么可能不感到震惊呢？你为何连正视这个问题的可能性都拒绝呢？你非常信任这个团体，我知道你想要改变。但你为何不愿意好好反思一下自己呢？"

尽管治疗师试图用如此激烈的语气说服贝蒂，但这是通过一种支持性的方式表达出来的，没有任何羞辱她的意思，因此贝蒂开始承认她的腹痛确实是从治疗师与杰克吵架时开始的，而她对治疗师生气感到非常害怕。至于害怕的原因，贝蒂回答："倘若治疗师可以对杰克发脾气，那么以后也极有可能对自己发脾气。"

治疗师进一步追问："然后呢？如果你担忧的事情发生了会怎么样？你能想象你我之间会发生什么吗？"随后，贝蒂谈到了一些重要的问题，包括她希望被照顾，非常害怕治疗师或其他男性（尤其是自己所尊敬的男性）不认可自己。

此时，整个团体展开了相当热烈的讨论，其中部分成员也对治疗师生气产生了强烈的反应。有人像贝蒂一样觉得很害怕，有人则表示理解治疗师并且感谢他将杰克赶走以免浪费团体的时间，还有人因为看到治疗师更人性化的一面而觉得和他更亲近了。

在讨论过程中，治疗师温和地问贝蒂她的腹痛现在怎样了。贝蒂非常惊讶，因为腹痛竟然消失了，在过去的 20 分钟内，她完全忘了腹痛这回事。在之后的团体会谈过程中，治疗师总是抓住机会帮助贝蒂，激励她从该事件中获益。有好几次——在团体会谈中间以及最后的总结中——他都提示贝蒂，这件事对她具有决定性的意义。这是她第一次能够真正"驾驭"自己的疼痛，在会谈中她可以精确地指出疼痛的来源，更重要的是，她愿意去面对疼痛而不是被它打败——因疼痛而离开团体会谈。治疗师向贝蒂强调，这次会谈可以作为将来处理腹痛的基本参照，也就是说，她要特别留意疼痛出现时在周围环境中发生的事件，并且尝试和其他人讨论她对这些事件的感受。疼痛是一个人体验到心理压力时表现在身体上的信号，所以疼痛并不是压力本身，不过，它却是引导我们去确认心理压力事件的线索。

混乱后收拾残局

在一次高功能团体的会谈开始时，吉尔（Jill）因为背痛而在地板上一会儿坐起一会儿躺下——她住院的主要原因就是背痛。她已经住院好几天了，这是她第一次自愿参加团体。当治疗师鼓励她参加时，她表示当天只想看看其他人在团体中的情形。治疗师不断鼓励吉尔提出一个讨论议题（见第五章）。吉尔是一位防御性很强、患有躯体化症状的病人，看不出有很高的焦虑水平，因此治疗师给了她较大的压力而没有将她视为心理脆弱的病人。最终，吉尔说她过去常常受到伤害，所以现在不得不重新学习如何信任别人，或许她可以针对这个情况在团体中进行治疗。

治疗师（根据下一章提到的形成议题的原则）引导她以此时此地的方式将议题呈现出来。他要求吉尔指出哪些成员让她觉得没有威胁以及哪些成员会让她觉得有些不安全。吉尔抗拒回答这个问题，说她觉得团体中每个人的程度都差不多。（这种"感觉都一样"的说法是一种常见的、对此时此地治疗策略的"直接"抗拒。这肯定不是真的！治疗师必须坚持自己的观点并协助病人对团体中的不同成员进行区分。）不过，治疗师坚持认为这种中立的说法似乎不太可信。最后，吉尔默认并且说道："好吧！最让我感觉不安全的人是比尔（Bill）、玛莉莲（Marilyn）和凯特（Kate）。"（事实上，这三个人恰巧都是同性恋者。）

比尔是一位极其女性化且喜欢穿着艳丽的服装招蜂引蝶的同性恋者，具有歇斯底里的人格特点。当吉尔指出他是让自己感觉易受伤害的人时，比尔变得非常生气，他要求吉尔告诉他这样说的理由，而且提醒她："我是你的朋友，我试着对你好，我们总是在一起聊天。你为什么要选我？你怎么可以这样对待我？"

吉尔回答道："比尔，这不是你的问题，这只是因为我对同性恋者有很复杂的感受。当我还是小孩时，我叔叔被一个与他有同性恋关系的人杀害了，对整个家族来说，这是一大丑闻。而且，我在旧金山时经常有同性恋者与我约会，他们只是在利用我做掩饰。"

吉尔的这番解释似乎让比尔更加难过，他先是噘着嘴，流露出一副愠怒的样子，最后大声哭泣起来。他原来坐在吉尔旁边，现在一边哭泣一边移到了房间另一角落的椅子上，同时大声说他再也承受不了这样的羞辱了。他说他住进医院是来求助的，而这次团体会谈却让他退回到了两三周前的状态。

此时，吉尔的背痛开始加剧，不管是坐着或躺着都无法缓解。她开始绕着房间踱步，说唯有走路才能使她减轻一些痛苦。不用说，这样做非常让人分心，团体成员对吉尔如此干扰、影响团体表现出了毫不掩饰的愤怒。

会谈进行到这里似乎有些不妙！但治疗师是位一经验丰富的团体带领者，他冷静地利用这些不愉快的事件作为治疗工作的切入点。他鼓励比尔和吉尔利用目前已经发生的事件，把其当作有用的治疗素材。首先，治疗师协助比尔更直接地确认并表达他的感受。当比尔说到伤心处而停顿时，治疗师就使用一种在该状况下经常有效的技巧：他要求其他成员替比尔说出来——也就是要他们设想自己是比尔。在其他成员的帮助下，比尔逐渐放弃了他面对吉尔时所采取的那种自我伤害以及间接的情感表达方式（通过哭泣、歇斯底里、自我折磨及夸大痛苦等方式来加深吉尔的罪恶感），而改用更简单直接的方式说出他受伤的感觉：他说自己非常喜欢吉尔，所以当发现吉尔对他一点都不尊重时是多么沮丧。他同时也提到觉得自己的胸口及腹部很痛，希望吉尔多少可以安慰他或者帮他解除痛苦。

用直接的方式来表达痛苦对比尔来说是件很重要的事，这与他住院的主要原因息息相关。在许多时候，每当失去所爱的人或所爱的人威胁着要离开时，他就会采取自我伤害的行为，通常是企图自杀。他这次住院就是因为和爱人发生了口角并因此而割腕。因此，让比尔学会表达痛苦且直接去渴求爱而不是诉诸自我伤害行为（如他之前在会谈中的表现）是非常有益的。

治疗师鼓励比尔从另一个角度来审视这件事情：他对吉尔的发言显然有点反应过度。另外两个被吉尔指名的人并没有表现得这么难受，其中一位还是吉尔的室友。很显然，比尔过度地感知到这一事件是针对他个人的；其实吉尔已经很清楚地说明了她从团体里挑出这三个人并非基于个人因素，很大部分是基于她自己对同性恋身份的特殊反应。

接下来，治疗师转向正在踱步的吉尔问道："吉尔，你能否回到大约七八分钟前的情形中？如果你能准确地说出在开始踱步前自己的感受的话，我想这是非常重要的。"

不出所料，吉尔拒绝这个建议并说她不记得了，而且她的背太痛，让她无法去回忆。但治疗师坚持这样做并帮她说出心里话："你知道吗？吉尔，我有一种很强烈的感觉，你可能对我今天在团体中一直逼你而心怀怨恨。"吉尔马上回答说："对！是你害我变成这样的！我本来只想在团体中观察，是你逼我说了我不想说的话。然后你又做了什么呢？你抛弃了我，让我落入虎口。"

尽管吉尔用非常激动的方式表达了这些感受，但是团体对此的反应却极具接纳性。治疗师迅速且温和地做出回应，让吉尔知道他对于自己让吉尔变得这么痛苦和难过感到抱歉，但治疗师紧接着说，在团体会谈中，这是他第一次觉得真正被吉尔触动了，因为双方能够坦诚沟通。他很喜欢这样，也觉得和她更亲近了。治疗师要求其他成员给予反馈，其他人也都鼓励吉尔采用这种直接表达感情的方式。有些人认为治疗师对她太唠叨、太挑剔了。他们觉得与吉尔的关系更密切了，因为现在他们了解了吉尔处于什么状况中。他们赞赏她能直抒胸臆，这样做远比用疼痛及踱步来表达感受好得多。

　　除了赞扬及强化吉尔的行为外，治疗师还试着把她带入更深的讨论中。他要求吉尔回到团体出状况的时刻，问她能否再回答一次，到底是谁可能会让她觉得自己受到了威胁。她刚才的回应不是针对个人的，她指出的人其实只是某件不愉快的事情的象征而已，她并没有真正指出哪个人让自己感觉很受伤。此时吉尔才完全了解治疗师的用意，她说她觉得史蒂夫（Steve）——一位大学教授——对她有威胁，因为他让她感到自己既无知又装模作样。从这里开始，团体的工作再次变得富有成效起来。由于其他人也对史蒂夫有类似的反应，所以团体转而就大家对史蒂夫的反应展开讨论。

　　当戏剧性事件发生时，通过把其转化为有助于团体治疗的资源，治疗师就可以把原本可能会演化为灾难性、破坏性的会谈升华为具有建设性的会谈：比尔学到了许多表达内心痛苦的有效方式，也认识到自己对别人所说的话经常反应过度；吉尔也了解了造成躯体疼痛的真正原因并学会了如何缓解躯体症状。

团体的危机及其余波

对团体中的突发事件进行有效利用的最后一个原则是：如果当事人因受刺激太大以致无法从中获益，治疗师可转而帮助其他成员从中获益。在这里，有两个主要技巧可以为治疗师所用。

技巧之一：不同的成员对同一事件会有不一样的反应，讨论这些不同反应通常会激励成员进行自我探索。如果同一事件的诸多见证者的反应各不相同，那么只有一种解释说得通，那就是这些反应折射出了见证者非常不同的内在世界。对相同刺激的不同反应是团体治疗迈向自我探索之路的起点。

技巧之二：团体发生危机正是探索个人危机应对模式的一个极佳时机，从治疗的角度看，可以藉此切入与个人责任感有关的认知领域。

下面关于 10 人团体会谈的案例可以对上述技巧进行说明。前几天，团体一直非常努力地尝试深入的讨论。在那天的会谈里，有两位新成员加入。其中一位是非常高大且容易让人产生压迫感的哈里森（Harrison），他在团体开始几分钟后就表现出一种团体对他没有什么用的态度。他坐在圈子外的椅子上，并且戴着耳机听着随身听。治疗师认为，如果这时叫他离开是比较恰当的，但他记得，在一年前住院时，哈里森在团体治疗中的表现很不错。

于是，治疗师邀请哈里森坐到圈子内，哈里森听从了，但几分钟后，他又坐回了圈外的椅子上。当治疗师再次敦促他进入团体圈时，哈里森变得防御起来，并说他感觉非常好，不需要别人介入他的事。团体中有些人质疑，既然哈里森感觉良好并且不想处理任何问题，为何还要待在团体内呢？但这种质问恶化了治疗形势，哈里森开始变得更加抗拒。于是，团体试图将注意力集中在其他成员身上，但哈里森阴森、愤怒的表情阻断了团体能量的发挥，使团体无法有效地继续进行治疗工作。

雪上加霜的是，团体中另一位新成员是一名精神病患者。他含糊混乱的语调与哈里森冲动破坏的话语搅在一起，把团体弄得一团糟。会谈进行到一半时，所有成员看起来都在争吵，有人说他想大声尖叫或夺门而出，而有人则准备随时离开团体。

在团体中，只要有人对这位精神错乱的新病人进行评论，哈里森就会表现得非常愤怒，很显然，他们是同一个阵营的。后来，他终于站起来对其中一位女性成员大喊大叫，说她对那位病人极不公平。此时，治疗师开始介入，要求哈里森先坐下来冷静一下，并鼓励他说出对团体的感受。哈里森转过身来对治疗师做出攻击性的动作。最后，他转身推开椅子，拼命跑出房间。他的这一行为，使团体成员感到既震惊又害怕。

在这样的情况下，治疗师首先要做的是使团体恢复平静和保持秩序。他温和地提醒大家，团体会谈剩下的时间还有 30 分钟，现在也许应该决定如何好好利用这 30 分钟。治疗师建议，既然今天的会谈有许多人感到非常不开心，或许团体应尽最大努力让大多数成员在接下来的 30 分钟里感觉舒服些。

有些成员说，让他们觉得舒服的最好办法就是离开会谈室，并且希望治疗师允许他们离开。治疗师说，他当然不能挡住门不让大家走，但是依他所见，离开现场是对他们最没有帮助的做法。他指出，毕竟在过去，他们中的许多人在面对压力时都会选择退缩，而住院的目的之一就是协助大家找出有效处理压力的方式。有人建议大家试着互相支持；其他人则提议直抒胸臆、一吐为快，谈谈对哈里森的感受。

团体成员开始表达他们的感受，而在巨大的焦虑下，他们惊讶地发现，大家表达的感受竟然大相径庭。有人对哈里森破坏会谈感到生气，觉得他浪费了很多处理自己问题的时间。有人对治疗师表示生气，因为他没有先见之明，不应该让哈里森加入团体，并责怪治疗师纵容哈里森破坏团体，就像病房的其他工作人员纵容哈里森扰乱病房活动一样。有人从哈里森事件中感受到了相当大的威胁。有两位男性谈到他们害怕和其他男性发生躯体冲突。有位妇女则谈到她害怕不讲理的男人，并叙述了她小时候长期忍受患有精神病的父亲虐待自己的情形。在大约 15 分钟的讨论过程中，团体慢慢变得活泼、轻松起来，并再次处于团体成员的掌控之下。

在会谈的最后几分钟，团体的注意力转向一位对哈里森的攻击反应最为强烈的成员身上。她叫朱迪（Judy），是一个 19 岁的女孩。她蜷缩在椅子上，牙齿不停地打战，显得非常惊恐。团体成员耐心地协助她，鼓励她谈谈对哈里森的恐惧以及团体中可能发生的事。治疗师以一种实事求是的语调问她可能会发生些什么。朱迪说："他可能会打你。"治疗师回答："那又怎样？他可能会打我的鼻子。但这里还有 10 个人，观察室中也有一些病房工作人员，病房里还有更多的人，大家都会来帮忙。所以，我的鼻子挨一拳又能怎样？人们难免会遇到糟糕的事，不过很快就能恢复。"

朱迪的过度反应源自哈里森对她所具有的象征意义。她终于鼓足勇气将以前的经验拿出来和团体成员分享。一年前，她曾遭到强暴，但从未有机会与任何人好好讨论这一事件以及她对该事件的感受。在这次会谈中，她不仅触及了自己对哈里森以及强暴她的那个男人的恐惧，同时也触及了自己内心的愤怒。最让她害怕的并不是对哈里森的恐惧，反而是她的愤怒以及她那几乎无法控制地想要撕碎他人的欲望。朱迪得到了团体成员的极大支持，特别是其中三位也曾被性侵过的女性——她们也向团体分享了自己的很多感受。

在会谈的最后 5 分钟，治疗师逐个"检查"每一位成员，结果证明，30 分钟前的强烈不快已经烟消云散。治疗师对整个会谈过程进行了总结：在团体中发生了一桩灾难性的事件，成员都感觉极度不适，但是大家愿意为自己的不适负责，并努力去做点什么。他们选择了向彼此分享内心的压力感受，并试着去理解自己做出的反应的本质是什么。更重要的是，大家做得非常棒，他们把一件相当可怕的灾难性事件转化成了一次非常富有治疗意义的会谈。

第五节　结论

不论在住院病人团体中，还是在其他形式的团体治疗中，聚焦于此时此地的互动都同样重要。以人际互动为焦点可帮助病人改变适应不良、自我破坏的人际交往模式，同时也能造就相互支持、激励和合作的团体氛围，从而为成员在团体中尝试与其现实生活高度相关的一些任务提供了条件。如果要使以此时此地为焦点的治疗方式发挥最大效用，必须包括体验阶段和理解阶段。

住院病人团体治疗在运用以此时此地为焦点的技巧时要注意以下几点：

1. 由于受团体治疗时间的限制，在使用人际互动技巧时，应该重点强化成员的优点，定位人际问题的关键点，而不是对问题进行"彻底修通"。

2. 成员病情的严重性要求我们必须把注意力放在与问题相关的方面。

3. 病人的高度脆弱性要求我们必须通过支持性和建设性的方式介入和引导反馈过程（事实上，所有层面的人际互动过程都需要这样操作）。

4. 所有不可预测、难以解决的团体危机事件都可以被用作人际互动问题的学习素材，只要辅以适当的技巧，就能对治疗有所助益。

第五章
高功能水平治疗团体的工作模式

　　我建议，高功能水平病人的团体治疗应每天进行，每次约75分钟（有关团体组成的讨论请见第二章）。带领高功能团体是住院团体治疗中最具挑战性的任务，要求带领者必须掌握团体治疗的基本技能。在本章中，我将对高功能病人团体的基本框架进行描述。记住：这样的框架可增强团体治疗效果，但并不能替代团体治疗师应该接受的基础训练。团体可以由一位治疗师带领，也可增加一位治疗师协同带领。协同治疗师可帮助治疗师分担治疗工作，使团体治疗变得更有色彩。协同治疗师也可通过与有经验的治疗师的合作配合，来获得带领团体治疗的工作经验。当然，协同治疗师的角色并非必须，一位能力卓越的治疗师完全可以有效地独立带领团体。

　　一次75分钟的团体会谈的基本设置如下：

1. 开场与准备　　　　　　　　　　　　　3～5分钟
2. 提出个人议题（每位成员轮
　　流提出自己的议题）　　　　　　　　20～30分钟

3. 讨论个人议题（尽可能兼顾所有
   成员的议题）   20~35 分钟
4. 治疗师总结团体治疗过程
   （如果单向玻璃后有观察者，
   观察者需进入房间，当着成
   员的面与治疗师一起讨论）   10 分钟
5. 成员们对治疗师（观察者）的
   总结进行反馈   10 分钟

第一节　开场与准备

　　在第三章，我详细列举了治疗师在每次治疗开始时所做的开场白。开场白一般只是告知团体成员此次团体治疗的基本过程和目标，但如果有新成员加入（这种情况经常发生），就需作较为详细的介绍。

　　开场白是使团体成员做好治疗的准备，明确治疗目标，明白此次治疗需要遵循的流程。

　　在做开场白时，治疗师应明确告知成员团体治疗的时间、时长、有无观察者等。如果需要，可以重申团体的基本规则（例如，准时入场、不得吸烟等）。

　　团体成员必须非常了解治疗目标。新成员往往伴有焦虑情绪或精神错乱。治疗师更应保持条理清晰。如第二章所述的案例，治疗师应简洁地说明重视人际互动的必要性，并指出团体治疗的主要目标就是探究并改进人际关系。

而且，治疗师也应指出，在团体中成员应尽可能多地与他人进行人际互动，这样才能使团体治疗更加高效。

在介绍团体治疗的基本步骤时，治疗师应简明地向成员介绍前面提到的团体治疗的五个阶段。在对新成员介绍时，须谨慎地告知他们团体治疗过程是有观察者现场参与或者在单向玻璃后进行观察的。每次团体治疗结束前，观察者会和治疗师一起对本次治疗过程进行讨论。在治疗一开始，治疗师会要求成员逐个提出需要团体讨论的个人议题。之后，治疗师应引导团体的讨论，使之尽量兼顾每位成员的议题，并征询他们在团体中的感受。总之，治疗师应尽可能让每位成员都能在团体治疗的有限时间内有所收获。

治疗师的开场白如果过于简短，会让新病人感到困惑和焦虑，使他们很难融入团体。为了解除新病人的顾虑，治疗师可以帮助他们确定议题，而在团体治疗开始后，也可以允许他们最后再提出个人议题。

第二节　提出个人议题

对于结构性团体治疗，在团体开始之前，治疗师需要与每位成员进行简短的入组访谈。在成员稳定的团体里——如门诊病人的长程团体——治疗师对团体成员十分熟悉，因此，很快就能确定他们各自议题的轻重缓急。对成员快速变化的住院病人团体，治疗师经常对团体成员不甚了解，也就是说，治疗师对成员的情况所知甚少。团体成员逐个提出讨论议题这一方式，可以让治疗师迅速扫描整个团体，接触团体的各个成员，形成对当天团体治疗工作内容的初步看法。

每次治疗开始后，各个成员按惯例轮流发言，可以督促他们更主动地参与到团体中来。如果治疗师对团体放任自流，那么所有成员几乎都会经历一段时间的沉默、困惑、仪式化的客套开场，然后才能歪打正着地找到可以交流的话题。与此不同的是，在成员稳定的长程团体里，经验老道的成员会主动承担起团体治疗的开场工作。即便有时团体出现了沉默的开场，治疗师也能很容易地引导成员们去分析阻抗背后的含义。但是在住院病人团体里，既缺少这类有经验的成员，又缺乏充裕的时间去引导分析。住院团体治疗通常只进行一次，任何不恰当的延误都会使时间流逝，无法弥补。

如何使每个成员开始轮流发言？有很多种选择。最简单的做法——也是很多团体带领者惯用的方法——就是让每位病人简要地叙述入院原因。有人认为，这种形式直截了当，可以直接聚焦于导致病人入院的危机事件以及伴随的心理失衡状态。

但这样的开场白也有许多缺点。首先，病人意识到的入院原因往往与团体治疗目标相距甚远。病人入院可能是因为物质滥用或一些外部事件（如失业、失责、丧偶等），或者是因为精神失调（如心身疾病、牵连观念、幻觉妄想等），或者是因为生理病症（如重症抑郁等）。过分强调入院原因，会使病人追忆起发病时的个人感受，从而使患者很难利用团体资源。入院原因通常都非常复杂，对此过于注重会把团体治疗的大部分时间消耗在调查新成员的过去经历上。此外，也会使老成员们不必要地反复叙述他们入院的原因。

另一个常用的方式是：治疗师简单地询问每位成员当下的感受。这样可使他们展现出个人的情感和情绪，并且能够共同感受团体成员的整体情绪。但这种方式也会将团体带入死胡同：因为它既没有为进一步的讨论指明方向，也没有引导成员改变他们的不良心境。

在我看来，富有成效的开始方式是让每位病人提出简要的个人议题，该议题包括病人期待改变的事情。议题最好是贴近现实并且有望在团体会谈中得到解决。我通常会敦促病人尽可能地将其议题与人际关系关联，如果与该次团体中某位或数位成员有关则更好。

最好的议题是：能够反映出影响个人功能的核心问题，其在本质上属于人际关系问题，并且可以利用此时此地的团体互动来解决。以下这些议题就能够让团体发挥最佳效能：

1. "我的问题是信任。我感到如果自己更开放、真诚，就会招致其他人（尤其是男性）的嘲笑。例如，我对麦克（Mike）和约翰就有这样的感觉（他们是团体里的另外两位成员）。"

2. "我觉得其他人会认为我很烦。因为我说的太多，我不知道这是不是真的。"

3. "我把自己隔离了。我很想接近别人并与他们交朋友，但是我很怕羞。结果，我整天只能孤单地待在房间里。我发现我与海伦（Helen）和乔（其他两位团体成员）有一些共同的兴趣。但是，一想到要与他们说话我就害怕得要死。"

在本章的后面，我会给出更多的案例。现在请思考上面三个不同的议题。首先，每一个议题对于个体来说都非常重要。（值得注意的是，这三个案例都没有提到住院的原因。第一位病人是厌食症患者；第二位病人是酒精成瘾患者；第三位病人则有严重的自杀倾向。）其次，这三个议题都聚焦于人际困难。最后，每一个议题都是对当下情感的表达。也就是说，他们的核心问题都可以通过与其他成员的人际互动得到验证。

提出个人议题的好处

提出个人议题的最大好处是让治疗师有了一个理想的例行开始方式，不至于使团体治疗开始的程序显得过于死板或过于宽松。提出个人议题既是团体治疗的一种固定程序，同时也不妨碍病人自主地参与会谈。事实上，个人议题可以促进病人进行表达："这是我想改变的方面，是我今天要处理的议题。"

成员们的各种议题为团体带领者确定治疗方向提供了丰富的资源。治疗师可以迅速判断不同病人的不同议题，将这些议题分门别类，并使之与治疗目标遥相呼应。此外，由于各个议题是互相联系的，这也有助于促进团体成员进行互动。

提出个人议题可以激励病人，使他们在团体治疗中更加积极主动。即使在出院后，如果病人继续接受心理治疗，这些议题也非常有用。提出议题旨在鼓励病人直接表达自己的需求，这对于习惯运用间接表达或自毁方式（如自残或自虐行为）表达需求的病人尤其有效。（正如之后强调的，在团体治疗过程中，提出的议题不一定都能得到关注和解决。但对于多数病人来说，提出议题本身即是治疗的关键。）选择个人议题能教会病人明确自己的诉求，有助于他们理解可以通过治疗获得哪些帮助以及是否需要治疗。病人也应清楚地意识到，如果提出的议题不恰当，就无法从团体治疗中获益。

提出个人议题通常需要病人在团体治疗前做好准备。病人要明白这是理所当然的。因此，在团体治疗前，他们就应该开始思考自己希望解决什么问题。此外，这也是一种有益的体验，可以教会病人有效利用治疗过程。很多病人都提到，准备议题可以帮助他们在住院期间组织自己的思维：明确而系统地提前思考会遇到的问题，这一过程既可以澄清问题，也有助于解决困难。另外，一些病人报告说，能够提出具体的议题和解决部分问题，使他们体会到了一种掌控感和欣快感。当然，那些患有"考试焦虑症"或担心失败的病人，会对自己能否提出议题极为担心。而这时，治疗师可通过承认任务的难度，或帮助和引导病人建构议题来缓解他们的压力。

帮助病人建构议题

议题并非唾手可得或会自动呈现。病人常常对此一筹莫展。此时，治疗师应尽力帮助病人完成这项任务。

首先，大部分病人很难准确地理解治疗师要他们提出议题的意图以及意义。治疗师必须言简意赅地对此进行解释，必要时，治疗师应为病人提供合适的议题案例，并耐心地帮助成员建构自己的议题。最终，团体成员自然会理解提出议题的治疗意义，也愿意为提出议题而努力。

形成一个议题需要三个步骤，治疗师须陪同多数病人经历各个步骤，尤其是初次参加团体治疗的病人：

1. 必须明确自己期望改变什么，而且这种期望具有实现的可能性，即所提出的问题可以通过团体互动得到改善。
2. 必须将此问题转化为人际关系问题。
3. 必须将上述人际关系问题导入此时此地的治疗情境中。

上述步骤可通过以下临床案例加以阐明。

一位刚刚加入团体治疗的女性成员提出了她的议题："我很抑郁，希望通过这次团体治疗克服它。"显然，该议题无法在一次团体治疗中得到解决。首先，该议题的目标不切实际。成员提出的议题应该能在一次会谈内解决。这位病人的抑郁已经持续多年，仅靠一次团体治疗很难解决。其次，该议题过于含糊、不够具体。团体活动应有的放矢，所以不能处理缺乏实际内容的"抑郁"本身：唯有具体的人际互动缺陷，才能在团体治疗动力场中呈现出来并被解决。

当治疗师帮助病人扭转不切实际的议题时，首先应理解病人所提议题的重要性。对上面案例中的病人而言，抑郁确实是她入院的主要原因。因此，治疗师必须帮助病人把对抑郁的关注转变为切实可行的治疗步骤。比如，治疗师可以这样说："抑郁确实让人感觉糟糕透顶，你当然希望摆脱它。这个目标合情合理，而且应当作为你整个治疗的最终目标。但是，缓解抑郁至少需要几周的时间——甚至需要几个月。所以，今天的重要任务应该是：如何开始朝着这个最终目标努力？你能从团体中得到什么？团体治疗的最大价值是帮助成员理解他们的人际关系出了什么问题。你也许并不清楚自己的抑郁是不是人际交往问题导致的。如果你试着改进与他人相处的方式，用不了多久你就会发现，自己的抑郁症状真的有所缓解。"

或者，让我们来看看另一个案例。一位男性病人提出他的议题："我失业了，看不到未来，也不知道如何面对生活。"团体成员努力帮助他解决难题，但不出所料，最后还是失败了。团体成员试图寻找他失业的原因，评判他的能力和技术是否胜任工作。他们把讨论焦点放在团体之外不准确的信息上。很快，团体大部分成员就感到无聊和烦躁。他们彼此并不熟悉，而到了明天，这位男性病人可能就会出院。另外，团体也没有足够的时间真正展开讨论他的问题，而对团体成员来说，也缺乏互相往来的基础——帮助他人解决问题付出的努力，最终会"返还"给提供帮助的人——这是因为团体成员的快速流动使得公平回报无法兑现。

与之前的案例一样，治疗师首先要理解议题对病人的重要性，同时敦促病人把其放在团体治疗的框架内来看待。因此，治疗师应该这样说："失业对你的打击一定很大。这种痛苦一定占据了你的心智，从而让你很难有精力注意其他事情。但我并不认为这次团体治疗能帮助你消除失业的痛苦。事实上，我觉得你更应该与你的个体治疗师或职业治疗师探讨这个问题，这样做更合适。让我们看看这次团体会谈能给你提供什么帮助。另外，你也可以做些什么来帮助自己吧？"

很可能，病人会坚持解决失业问题，或认为团体不能为他提供任何帮助。此时，治疗师应寻找导致病人失业的人际原因。我会扪心自问："这位病人的人际风格对他的失业有影响吗？或者，其阿谀奉承和自我贬低的人际特征阻碍了他获得新工作？他似乎并没有意识到自己的人际特征，怎么做才能真正帮助他呢？他从其他人那里获得过帮助吗？他会寻求帮助吗？谁会帮助他？他看起来对自己非常失望，当他诉说自己的失败时，其感受是什么？团体里是否有人让他感到特别羞于启齿？"

一般情况下，通过探究这些人际线索，治疗师可以帮助病人放弃不合理的议题，找出更适合在团体中讨论的议题。

在另一个临床案例中，一位名叫哈维（Harvey）的偏执型精神分裂症患者（他从事农作物喷洒工作）因其怪诞的自戕行为而入院。他声称自己只是有一点眩晕（这对一位喷洒杀虫剂的飞行员来说可不是什么好事），拒绝参加团体讨论。哈维认为自己入住精神科是误诊，坚称他应该去内科就诊。

治疗师告诉他："非常不幸，你被安排在了错误的病区。但是你既然来这里了，为什么不好好利用这里提供的治疗资源呢？这个团体可以帮助你探索自我。社会上也有许多以自我探索或个人成长为主题的课程，不过都非常昂贵。这儿的课程有专业的指导老师，相信你不会一无所获的。我们都要不断学习和成长，对吧？况且你已经付费了，为什么不好好利用这次机会呢？"

哈维被这种策略说服了。他认为这很有意思，而且他也想弄明白为什么人们常常不听从他的教导。

通过使用这种策略，治疗师可以因势利导地帮助每一位病人提出人际议题。尽管人际议题五花八门，但最常见的就是下面这些：

1. 我很孤独，无依无伴。

2. 我希望能与别人更好地沟通。

3. 我希望学会表达情感而不是深藏不露。

4. 我希望自己有主见，学会说"不"，不被别人控制。

5. 我希望能与人亲近，多交朋友。

6. 但愿我能信任别人——以前我曾被深深地伤害过。

7. 我希望能得到更多可以帮助我与人和谐相处的反馈。

8. 我希望学会表达愤怒。

把人际议题转化为此时此地的议题

一定要记住形成议题的三个步骤：（1）明确需要改变什么；（2）将该问题转化为人际关系问题；（3）将其导入此时此地的治疗情境中。

我刚刚列举的八个议题清单，已经完成了议题的前两步。治疗师还有一项任务：帮助成员把他们泛指的人际议题导入与特定成员有关的治疗情境中。

一旦掌握了基本原则，治疗技术的使用就水到渠成了。让我们重新看一下上述八个议题，并尝试着把他们导入此时此地的治疗情境中。

1. 我很孤独，无依无伴。

"你能不能谈谈自己在住院期间感受到的孤独？在这个团体里，你觉得谁比较难以相处？也许你可以试着思考一下，在这里你感到的孤独是怎样的，是什么让你觉得孤独？"

2. 我希望能与别人更好地沟通。

"在这个团体里，你与谁比较谈得来？与谁沟通得不那么顺畅？或者说，你愿意与谁交流来提高自己的沟通能力？又有谁会激起你的'未完成情结'（unfinished business）？"

3. 我希望学会表达情感而不是深藏不露。

"今天，在这个团体里，你愿意对其他成员表达自己的情感体验吗？比如，我很想知道，你是否愿意告诉我们到目前的讨论为止，自己对某个人或某个议题的感受？"

4. 我希望自己有主见，学会说"不"，不被别人控制。

"你愿意现在尝试说'不'吗？你愿意告诉我们一件你一直压抑的事情吗？在今天这个团体里，你愿意选出让你感觉压抑的成员，把你的情绪或感受对其表达吗？你能够为自己争取利益吗？在接下来的团体活动中，你想为自己争取多少时间呢？"

5. 我希望能与人亲近，多交朋友。

"在这个团体里，你最想和谁亲近呢？我想，去探讨造成你远离那些你想亲近的人的原因可能没有什么必要。今天，你愿意尝试用与以往不同的方式去接近他们吗？你是否愿意听听他们的反馈，了解你是如何与人产生距离的？"

6. 但愿我能信任别人——以前我曾被深深地伤害过。

"你会在这个团体里尝试信任别人吗？如果会，你最信任谁？为什么是他？是什么使你对他产生信任的？在这个房间里，哪一位成员是你比较难以信任的？为什么难以信任他？在这个团体里，你最害怕什么？什么威胁到你了？你对我感到害怕吗？”

7. 我希望能得到更多可以帮助我与人和谐相处的反馈。

“为什么你想要更多反馈？（试着将此与病人现实中的重要问题联系起来。）你希望在哪方面得到更多反馈呢？今天，在这个团体里，你最想从谁那里得到这样的反馈？”

8. 我希望学会表达愤怒。

这个特殊的议题需要很微妙地进行处理。第四章已对此做过详细的讨论。概括起来就是：在团体里，应尽可能地避免明显的冲突。将这样的议题导入此时此地情境中的方法是：“我们都害怕表达愤怒，或者说，因为愤怒太多、太强，以至于无法在团体中清晰地表达出来。然而，如果过度、过久地压抑愤怒，直到无法承受时猛然爆发，那将是非常不利的。在团体里，比较明智的做法是，当愤怒还处在轻微阶段，尚未累积成真正的愤怒时，就把这些负性情绪宣泄出来。因此，我建议，在今天的团体里，只要你感觉到些许恼怒或生气，就可以尝试着表达出来。例如，你可以谈谈对我或者我带领团队的方式有什么不满意的地方？你是否愿意畅所欲言呢？”

治疗师对上述议题进行回应的目的是：带领病人关注和探索“此时此地”的感受。需要说明的是，我上面列举的回应方式只是为了抛砖引玉，所以难免挂一漏万。每位治疗师的治疗风格基本上都与其人格特征相一致，而由于每位治疗师的人格特征都是独特的，因此也就有了无数种回应方式。尽管如此，仍然有一些普遍性策略可供我们借鉴。

引导病人将普遍议题转换为特定议题

治疗师要帮助成员把议题具体化，比如：向其他成员表达抱怨以及感受；与他人进行互动；要指名道姓地表达对成员的看法。如果能做到这一点（例如，"我想接近玛丽，但是她让我不敢靠近"），那么治疗就可以顺利进入下一阶段。可以肯定，玛丽也会对此感兴趣，她一定会询问那位成员："我做了什么让你退却?"

温柔而又执着地对待病人

不断地叮嘱、催促、诱导、说服病人构建有效的个人议题，必定会激起他们的反感。但是从长远来看，这样做利大于弊。根据研究结果，尽管在团体治疗中团体成员对被反复要求提出个人议题颇有微词，但到治疗结束时，他们会感激治疗师的坚持。出于对提出议题这一治疗方式的不甚理解，他们的抱怨是可接受的。此时，治疗师的温柔和耐心就显得十分必要。如果需要，在最初的团体治疗中，治疗师应为他们提供议题范例，同时要避免对他们的脆弱情感做出伤害性评论。

对于减轻病人的抱怨，有一个非常实用的技巧，那就是让其参与确定的议题，反复询问成员并与其共同讨论："我太主观了吗?"或者"我给你太多压力了吗?"这样，成员对确定议题就会逐渐有控制感，并最终学会自主决定议题。

帮助病人学会区别对待

病人抗拒人际互动的最常见做法就是以偏概全。一位女性病人说她在生活中感到很孤单。然而，她却拒绝承认在团体中她和某些成员较为亲近。人际互动和探索需要个体学会对他人区别对待，因此，强调区分不同的他人就显得尤为重要。这种对他人不予区分或以偏概全的做法，实际上是病人与他人保持距离的一种方式，而正是这种方式阻碍了病人与他人进行良好的人际互动。

争取把议题具体化

在个人议题中，即便是很小的具体化也可以为治疗提供重要的契机。例如，一位病人说他受到了其他人威胁，那么就应设法让病人明确意识到，在这个团体里具体是谁最容易/最不容易威胁到他。或者，一位病人的个人议题是希望学会表达情绪，那么应该让病人在本次团体治疗中至少尝试表达一种或两种常常遭到压抑的情绪。又或者，一位病人的议题是学会为自己争取利益，那么要鼓励病人采取行动，在当天的团体治疗中，用一定的时间（至少3~4分钟）提出自己的要求。再如，一位病人希望可以更多地探索自己，那么就要求病人尝试公开自己之前鲜为人知的个人信息。每一个具体的议题都像是银行的"存款"，在后面的会谈中，可以随时供治疗师适时提取。

要有积极且富有建设性的态度

治疗师应避免在团体中引发冲突。在讨论议题的过程中，治疗师应为团体营造建设性的氛围，激发病人的积极情绪，并想法促进团体成员间的信任。如果一位病人的核心问题是无法和人亲近，那么治疗师应该努力探索其积极方面来促进讨论。例如，询问这位病人"在这个团体里，你觉得和谁最容易亲近"或者"你和谁最谈得来"等。一旦安全感开始建立，治疗师就可以慢慢切入主题，询问病人"你与谁沟通感觉有阻碍？"总体策略是循序渐进，从冲突的外围由表及里、由浅入深地引导病人探索问题，直到找到展开讨论的最佳切入点。

将阻抗转变为议题的一部分

病人经常会顽固不化地抗拒改变。他们也许太过沮丧、消沉，或者深信自己已经病入膏肓。在此情况下，最好的办法是使病人意识到自己健康的部分，诱发其希望改变的动机。高功能水平团体的一个优势是，治疗师可以假设：既然病人已选择参加团体，就意味着他具有改变的良好愿望。

提出议题可以被看作病人实现良好愿望的第一步。通过强调病人提出议题是一个好的开端，治疗师可以化阻抗为动力，进一步强化治疗联盟。有时，勉励的话对病人具有高度的支持效应，如："为你自己而努力""让自己的需求得到满足""再自私一点"或者"尊重自己，对自己好一点"等。这些话表达了治疗师对病人的尊重和关心。这也有利于瓦解由讨论议题引起的防御。因为当人们被视为无私、慷慨或奉献的典型时，基本不会抗拒；也少有人会为治疗师劝其多为自己着想而气恼。

有时，阻抗针对的是治疗关系。例如，病人可能会把抗拒提出议题作为击败治疗师的手段。这种现象比较常见，在各种住院治疗活动中，普遍反映了病人的这种态度。如果这种冲突干扰了治疗，治疗师首先应使病人理解治疗中的医患关系。你应当指出，治疗师是很容易被击败的，但病人的胜利却会得不偿失，这种胜利往往弊大于利，因为对立和竞争只会导致两败俱伤。而治疗师只想帮助病人，没有任何理由与病人反目成仇。

典型的议题案例

临床上最终得到的完整议题各不相同。具体的细节、内容、形式都千差万别，既不需要也不可能——罗列。然而，从团体治疗中提取的有代表性的议题案例，也许能够作为制订切实可行的议题的参考：

1. 在昨天的团体治疗里，瑞克说他是同性恋者，我对此有很多看法，但是我并没有说出来。

2. 如果我没有化眼妆，你会（对团体里某位男士说）仍然和我说话，关心我吗？

3. 我对史蒂夫（团体里的另一名成员）的"亢奋"一直很恼火。我担心如果我说出来会伤害他。

4. 我想知道我的暴躁脾气有没有影响其他人。

5. 总有人说我不真诚。昨天，你们两位（团体里的两位成员）说我像这儿的工作人员，这是什么意思？

6. 我很想知道自己为什么非常害怕在众人面前说话，尤其在同龄人面前（指着团体中的三位成员）。

7. 今早在团体里，有人说我有点木讷，你们也是这么看我的吗？如果是的话，我想知道为什么。

8. 我希望能够处理好我对团体中的男成员所感到的愤怒。

9. 我需要学习如何在他人面前谈论性体验。

10. 大家认为我很奇怪，因为我害怕触摸任何东西。昨天，我因戴着手套打牌而被别人嘲笑，那种感觉真的很糟糕。我想向大家解释害怕触摸是怎样的一种感觉。

11. 在今早的生活座谈会中，我对自己说的一些疯话感到很遗憾，我想知道在座的各位怎么看我？

12. 我想知道是我本身还是我的行为引得男人想要强暴我？

上述这些，都是最终形成的议题。它们是经过治疗师与病人讨论、加工和处理后形成的，与病人最初提出的议题有很大不同。例如，最后三个议题的提出者，都参加了超过 12 次团体治疗。这些议题都随着治疗进展而不断被修改。提出最后一个议题的病人，在多次团体治疗中都闭口不谈其被强奸的事实。最后，随着团体信任的建立，在听取其他病人谈论她们的性侵犯经历后，她才愿意讨论自己的经历。通过多次的治疗会谈，她最终才能提出此议题，去正视这样一种可能（大多数受害者是无法正视这种可能的）：她的某些不经意的行为可能对她的遭遇起到了推波助澜的作用。

阻抗与责任

在先前的讨论中，我指出病人很难基于认知水平形成议题。许多病人对提出议题的重要性以及方法不甚了解。现在，我将集中讨论用哪些方法可以帮助病人提高对议题的认知能力——这种认知能力的不足正是导致病人无法提出有效议题的第一个原因。第二个原因是，病人觉得提出议题这项任务令人生厌，这种感觉根深蒂固并且对治疗造成了持续的阻抗。议题内容的本质往往会触及病人的基本病理信念，因而诱发了强烈的阻抗。因此，尽管治疗师的指导异常清晰，一些病人仍然无法理解治疗任务，对这一任务感到诚惶诚恐，所以拒绝参与；或者由于某些他们自己都不清楚的原因而对整个练习过程感到愤怒。

为了成功地应对这种阻抗，治疗师需要理解其产生的根源。无论在意识层面还是潜意识层面，病人对议题的回避都是因为这一过程会促使他们直接面对议题内容并负起相应"责任"。治疗师如果能充分了解导致阻抗产生的根源，就必定会理解责任的含义——议题背后的主要寓意。

理解责任意味着个体意识到了人的独立存在、人的自我创造、生活的自我责任和困境的不可避免。确切地说，生活的苦难源于人本身。存在主义心理治疗理论提出：在个体的生命历程中，始终必须面对（无论是意识或潜意识的）存在的"终极意义"。在治疗中我提出，人的终极意义涉及死亡、孤独、无意义和自由。

在这四种终极意义里，与议题阻抗关系最为密切的是自由。自由的两个主要成分是责任和意愿。当我们面临自由选择生活以及其他终极意义时之所以踌躇不前，是因为这样的自由引发了我们极大的焦虑。个体逃避焦虑是因为意识到自由选择所需承担的责任是引发焦虑的源泉。请思考这句话的含意。是我们自身赋予了世界以意义，是我们自己通过选择创造了我们的生活和命运，而外部存在因为我们的选择才有了意义。宇宙从来没有预先的客观设定，世界也只是我们想象中的世界。世界既非由神灵主宰，现实也并非客观存在，我们终究必须独立面对自我选择所带来的孤独感，以及无所依恃所产生的恐慌感。

病人逃避这种自我责任的表现形式有多种：①外化——将生活责任转嫁给他人，把错误归咎于外在原因或外部力量；②经常不知不觉地成为"无辜的受害者"；③经常一时"失控"；④有意避免自主行为和自由选择；⑤容易受人"逼迫"而采取行动；⑥产生强迫行为，就好像自己的言行并非出于自愿。

治疗这类临床疾病患者首先必须让他们意识到自己在自身问题形成过程中所起的作用。事实上，如果病人不接纳自我责任，一味寻找外部原因，那么治疗最终将一事无成。这样一来，学习自我责任就成为治疗的重要步骤，但是，跨出第一步必定会遇到病人潜意识的阻抗，这种阻抗源于意识到责任感后所唤起的焦虑。

对自我责任的焦虑还源于，如果病人意识到自己对目前困境的责任，必定会转而意识到对过去生活的责任。这会让病人痛苦万分：当一个人回首往事时，所有压抑的潜能、错失的良机都会涌上心头，使他充满惋惜——这不是传统意义上的有愧于人，而是存在意义上的深深的内疚，即对自身无所作为的愧疚。

这样，简单的议题就不再简单，因为提出议题会让病人不得不面对隐藏在焦虑背后的各种人生态度，触及最深层的存在意识。因此，病人是循序渐进地形成恰当的议题的。

要有想要改变的意愿

对病人来说，重要的是意识到自己必须有所改变。事实上，对习惯于"外化"的病人来说，这本身就是非常合适团体会谈的治疗目标。如果病人认为他们的问题来自外因——比如，领导的不公、伴侣的背叛或命运的不济——那么就不能很好地参与治疗。如果他们不能接受自己助长了其生活困境这一事实，那么他们将对改变自身毫无兴趣，而只会指责他人。如果病人沉溺于外化模式，那么他们从心理治疗中得到的帮助就很有限，也许只能感受到同情、支持、建议、劝说或就事论事。

外化问题在住院病人中占有相当大的比例，并在不同的临床病症——比如，心身障碍、偏执障碍、非自愿住院和药物滥用等——中皆有所表现。

弄明白自己想要改变哪些方面

帮助每位病人识别出他需要改变哪些具体的方面是很重要的步骤。许多病人对生活感到绝望或不堪重负，因此对改变丧失了信心。帮助成员确定改变的具体起始点，将任务分解，常常可以帮病人点燃希望、战胜困惑，推动病人开始转变。

学会表达诉求

对病人来说，学习向别人表达诉求是至关重要的一步，也是处理病人病理性观念的一个重要方面，即让病人明白，他人是无法完全猜透自己的所思所想的，也不可能自动知道自己的诉求。因此，个体必须清晰地表达诉求，否则人们将不会知道它们，如此一来，这些诉求根本得不到满足。

意识到表达诉求的迫切性是很重要的，这会使我们躬身自问，切身体验到我们是多么孤独（尽管会引起我们的不愉快体验），而在这世上，却无人会全心全意地为我们着想，如果我们自己再不努力进取，那么困境将一成不变。在形成议题的过程中，可以引发这样的洞察。当然，这样的洞见也可通过其他途径获得。经多次会谈后，病人逐渐能意识到，如果自己不提出个人议题，那么他们将不会从团体中有所获益。有时仅仅在几次会谈后，病人就能明白这样的道理，并了解到何种议题将会获得积极的效果。在不同的意识层面，思考议题会促进病人的内部对话，通过这样的对话，病人必然会开始考虑改变"没有意愿改变"的态度。

让我们举例说明。一位抑郁的女性患者因为感到挫败和自卑而提出了这样的议题："我感到自己是一个彻头彻尾的失败者。今天我只想从团体里获得支持，请大家多给我一些安抚。"

治疗师鼓励她进行更深入的表达："你想要什么样的安抚？你想听他们对你说些什么呢？"

很显然，治疗师的催问激起了她的反感，让她意识到要求别人主动来称赞自己是很别扭的。这位病人的回应充满了愤怒。她厉声说道："如果我告诉他们应该说些什么，那还有什么意义！"

从另一方面来看，治疗师这样做是非常有意义的：不仅使病人表达了抑郁的痛苦，更重要的是使她明确地意识到自己真正需要的是什么。这让病人明白了什么样的诉求才能获得真正想要的结果，这样的方法不仅对这位病人大有裨益，对其他病人也是如此，而这正是团体心理治疗的主要目标。

学习照顾自己

在讨论议题的过程中，治疗师遇到的最常见的问题是，病人声称他们因过度困扰而无法提出个人议题。

举一个临床案例：住院团体里的一位年轻女性戴安娜（Diane）把身体蜷缩在沙发里，双手抱头，在团体治疗开始几分钟后，她就开始大声哭泣。当治疗师要求她提出今天的议题时，她颤抖地说自己整个早晨都躺在床上哭泣，无法思考，只想自杀。"我太伤心了，无法想出任何议题。今天我只想待在团体里。这就是我想说的话。"

此时，如果治疗师让团体顺其自然，最可能出现的情况是：团体成员毫无疑问地会向她伸出援助之手，因为他们不会忍心忽视身处绝境的她。他们所做的各种尝试的最可能的结果是（治疗师已从之前的会谈中了解到这一点），戴安娜总是有办法婉拒大家的帮助（她会说："是的，但是……"）。最终，团体会因为她白白地占用了会谈时间而恼火，同时也为自己没能提供有效的帮助而感到沮丧。

即便团体给戴安娜的帮助能起到了安慰作用，就像抚慰受伤的小孩一样，也绝不意味着这样的会谈对她具有治疗作用。从过往的团体治疗来看，每一次当她获得这样的支持后，会在一段时间里感觉好受些；但这种舒服感转瞬即逝，因为她并没有学到帮助自己应对危机的能力。治疗的任务是为她提供有效的应对方法，使她今后在面临各种危机时能有效应对。

为了达成这一任务，治疗师需要帮助戴安娜了解到，她必须为自己的治疗负责。良好的开端是鼓励她对自己承诺，她将利用团体资源来减轻自己的混乱和沮丧。在这样的思想指导下，治疗师可以温和地督促她形成自己的议题。治疗师可以这样说："戴安娜，从现在开始，在这75分钟里，你做些什么能让自己在结束时感觉好受些？"如果她无法也不愿回答这个问题，治疗师可以尝试帮助她利用团体的资源。治疗师可以这样问："戴安娜，在此之前，你有过感觉好的时候，是什么帮助了你，让你觉得感觉很好呢？"或者这样问："戴安娜，我知道有很多次，你都感觉到团体对你是有帮助的。我看到，你在治疗结束时的状态要好于开始时。那么，在会谈中，是什么帮助了你呢？"

治疗师用这些方法引导戴安娜为自己承担责任。开始时，她刻意回避治疗师的问话，之后她开始坦言，对她最有帮助的是在之前的团体治疗里与其他成员分享体验时所感受到的那种亲密感。现在，让她非常沮丧的事情是，她目前没有人可亲近谈心。她很遗憾在之前的生活里，自己没能与他人建立亲密关系。

治疗师回应说："戴安娜，所以你是知道有办法让自己感觉好些的，那就是与其他人亲密相处，是吗？"在戴安娜承认了这一点后，治疗师利用已建立的治疗关系进一步问道："那么，怎样才能与别人更加亲密呢？"戴安娜这时候停止了哭泣，想了想说，如果她能表现得更真诚、更自然、告诉别人自己的真实想法，就有可能与别人相处得更加亲密。

至此，戴安娜已完成了三分之二的议题任务：她已经明确地了解了自己需要改变哪些部分，并且把其转化成了人际交往问题。剩下的任务就是把议题带入此时此地的团体情景中。治疗师问："戴安娜，环顾一下我们这个团体，你愿意在这里选一位自己愿意亲近，并把你的更多真实想法告诉他/她的人吗？"戴安娜选择了丽萨，一位与她年龄相仿的年轻女性。治疗师问戴安娜，她现在是想当着团体成员的面表达，还是在会谈结束后单独表达？她选择了后者。在治疗师的安排下，她和丽萨约定了30分钟的谈话时间。同时，戴安娜还承诺，她会在下次团体治疗时分享和丽萨谈话的内容。（第二天，我们得知，她详细地告诉了丽萨自己具有严重的暴饮暴食倾向——这是她自我厌恶的一个重要原因，也是她从来没有与任何人分享的秘密。）

在团体治疗结束时，治疗师评论说戴安娜看起来好多了，并且向她求证，问她是否感觉好多了。当得到肯定的回答后，为了进一步强化她的感悟，治疗师再次询问戴安娜是什么让她感觉这样好。她很自然地说，是因为在团体里有亲近的人可以分享感情。

帮助病人体验这种感受，促使他们形成新的行为模式，以便将来能自己照顾自己，这是非常重要的。在此过程中，治疗师要矫正病人的病态观念——认为行为和困境都是注定无法改变的，这也是极其重要的。同样重要的是，治疗师需要深入细致地探索病人陷入困境的自身原因以及其改善自身的能力。每当病人有所好转时，治疗师就应询问病人是什么引起了改善。例如，如果病人说是因为与医护人员谈话之后觉得好多了，那么治疗师就应探询谈话的哪些内容促进了改善。这样强调有助于病人真正掌握某种技能，并且在将来的类似情境中加以利用。

有一些治疗师不愿仔细分析病人改善的原因。他们的依据来自一个古老的寓言：当蜈蚣被问起它如何能在有那么多条腿的前提下依然有条不紊地行走时，为了解答这个问题，蜈蚣开始刻意地注意自己的步态，但这样反而打乱了其自然的步伐，使得它难以行走。他们认为，类似的道理可用于团体治疗：也就是说，病人有所改善是有意无意地顺其自然的结果，而治疗师的追问可能会弄巧成拙，破坏其自发过程或使得改善沦为变相的"魔法"。

我认为，这种争议无关紧要；如果病人的进步本身就那么脆弱，经不起细节上的整合，那么如此脆弱的改善，肯定无法帮助病人应对未来的难题。

作为心理病理迹象的议题阻抗

议题会引发焦虑是因为，在形成议题的过程中，病人会深入到其心理病理的核心，此时，治疗师的任务不仅仅是帮助病人形成议题，还要利用病人对议题的阻抗来引导病人识别、领会、修通这些关键性的心理病理部分。让我们看看以下临床案例。

害怕孤独的玛格特

35 岁的玛格特（Margot）是一名精神科护士，因企图自杀而第四次入院。尽管在团体治疗活动中，她经常积极参与，但对提出个人议题却非常阻抗。她发现自己莫名其妙地对提出议题充满反感，根本无法形成自己的议题。尽管她能说会道，对心理活动也比较了解，但她觉得自己在团体中毫无作用。为此，她深感不安。

对自己的行为，玛格特百思不解。当然，她意识到了自己对议题的阻抗和气愤不合常理。她在团体里提出了议题："我想找到自己很难形成议题的原因。"

她的第一层领悟是：作为精神科护士，自己总是给予、总是付出，寻找帮助有悖于她的一贯作风。但很快，她就明白了，自己的多次自伤和自杀行为都意味着在"寻求帮助"，而难以寻求帮助正是她的问题所在。

治疗师问她是否还有其他原因使她难以坦然求助。由于被反复问到这个问题，玛格特开始意识到，自己实际上强烈地希望不用提出要求，治疗师也能明白她的想法。如果没有人"在冥冥中"帮助她，没有守护神默默地守护着她，她就会感到极其不舒服。

很快，她开始联想到生活中的相同情形。很多年来，只要她一人独处，就会感到恐慌。她已经离婚多年，她的前夫已经再婚并焦急地想获得女儿的监护权，尽管知道自己在心理和经济上都没有能力照顾女儿，但她还是不愿意放弃女儿。现在她意识到，她坚持不肯放弃孩子的监护权，不是为了女儿，而是为了自己：女儿能缓解她的孤独。她终于深刻地意识到了这些，并因此感到内疚和自责。

玛格特的孤单感和恐慌感已远远超出了离婚者的一般状况。事实上，她常有强烈的虚无感，像很多患有边缘型障碍的病人一样，只有借助其他人对自己的认知和肯定，她才能获得些许的存在感。

玛格特依赖他人获得自己的存在感，这既影响了治疗，也影响了她的社会关系。她最担心治疗师会忘记她，她曾充满愤怒和焦虑地描述过一件事情：多年前，一位治疗师给她做了一年的治疗，但之后当他们在街上偶遇时，治疗师竟然想不起她的名字。

她对提出议题的不适感使她意识到：对孤独的害怕深深地影响着她的生活。例如，每次住院时，她都会喜欢上明显不适合她的男性病友。现在她终于明白，这是因为她太害怕孤独了，以至于宁愿选择与任一男性草草结合，也不愿意独自面对孤独。

具有依赖人格的哈尔

50 岁的哈尔（Hal）因抑郁发作而第三次入院。他每次都因为妻子威胁说要离婚而住院。在团体治疗中，他发现自己没有能力理解或者形成恰当的议题。他变得越来越容易发怒，并且粗暴地回答说："如果我知道自己的问题是什么，那我就不会在这里了。"这样的态度令人费解，因为之前几次住院，他都能有效地参加团体活动。

最后，在治疗师的一再鼓励下，哈尔提出了他的个人议题："今天早上，有几位病人形容我是'一辆瘪胎又缺司机的巴士'。我想问问那几位病人，你们到底是什么意思！"

当治疗师问哈尔，对于那个比喻他自己认为是什么意思时，他有点支支吾吾。尽管他的智商不低，但他似乎十分困惑。他对待议题的被动和无助的态度，也反映出他对整个治疗所抱的态度。例如，他说自己住院是因为他的妻子要和他离婚，而离婚的原因是他妻子说她完全不了解他。在治疗中，他也表现得这样令人费解、被动勉强和装模作样。

治疗师提醒哈尔，在他参加过的其他团体治疗中，他表现得很积极，以此鼓励他形成自己的议题。"在那些团体中，他们是怎么帮助你的？"哈尔承认，过去的团体治疗确实对他很有帮助。他羞怯地说，特别是当暴露自己并且被别人接纳时，他会感到有所获益。

治疗师和团体的其他成员指出了哈尔的核心问题：他沉浸在自己的痛苦中；在医院里，他拥有很多可以帮助自己的资源，但是他却以自己什么都不知道和什么都做不了作为借口来回避这些帮助。上述比喻是非常恰当的：哈尔深藏其中，无能为力，希望别人来驾驶。最后，通过面质，团体指出了哈尔的问题："为什么你对帮助自己置若罔闻？你会失去什么？这对你来说又意味着什么？"

这是一个极为有效的"聚焦问题"的过程。形成议题可以帮助哈尔弄明白自己的问题，在今后的治疗中，明确这一核心问题将会对哈尔有所帮助——团体的或个体的，当然也可以是婚姻治疗。我们后来从他的婚姻治疗师那里得知，在团体治疗中发现的问题与他在婚姻关系中所表现出的问题是密切相关的。他的妻子想要离开他，是因为他过于被动和依赖，而一旦出现矛盾，他会以更加被动和无助的表现来应对妻子——就像他在团体治疗中表现的那样。在潜意识里，他希望这种夸张的无助可以挽留妻子——就像在治疗中，他用极度的依赖"强迫"治疗师和团体成员满足他的要求。如果治疗师纵容他的无所作为，只会强化他的适应不良，而通过面质，治疗师就可以帮助哈尔澄清他的惯常行为方式，消除他内在的不协调（"为什么你对帮助自己置若罔闻？"）。

玛格特和哈尔，这两位病人都有被动和依赖的问题，对他们来说，形成议题的过程本身也是治疗的主要部分（不只是讨论议题才是解决问题，这部分内容详见后述。）也就是说，如果他们能够识别、表达自己的问题，并对自身转变负起责任，就能在治疗中改善自己的状况。有鉴于此，形成议题的过程可能会非常缓慢。对治疗师来说，千万不要误以为提出个人议题只是治疗工作的前奏，因为形成议题本身即是治疗。

害怕长大的朱妮

23 岁的朱妮（Junior）在决定放弃抚养了 5 个月的私生子后不久即因抑郁发作而入院。在第一次的团体治疗中，她很少像其他团体成员那样参与进来，而是独自坐在角落里捻搓她的头发。当被问到个人议题时（在团体中，她是最后一个被问到的人），她低声抽泣着说出了一个词——"内疚"。当治疗师询问她的完整议题时，她哽咽难言，啜泣不已："我做不到，我不知道自己为什么提不出议题。"

治疗师感觉对她施加压力可能于事无补，于是尝试着说："朱妮，我想我知道你为何不能提出自己的议题。"这激起了朱妮的兴趣和期待。治疗师继续说："你已经照顾宝宝几个月了，现在你希望自己也能被人照顾。"朱妮低声说："是的。"团体中的一个成员接着问："这就是你为什么总是低声说话的原因吗？"朱妮再次低声说："是的。"治疗师问她："此刻，与团体中的其他成员相比，你觉得自己有多大？"（如此突然的问题通常很有效。）朱妮回答："我感到自己非常非常小。"

这样的开端为朱妮提出议题创造了机会。治疗师接着提出了促发其思考的问题："你对这种状态满意吗？"朱妮提高了声调回答："不满意。"治疗师说："那么，在这个团体中，你也许可以提出一个议题——如何学习长大。"对此，朱妮非常认同。治疗师继续充实她的议题，并建议团体其他成员通过角色扮演的示范作用来说明，他们如果站在朱妮的立场上该如何长大、如何制订议题。有三位成员立刻进行回应。一位女性说，她想消除因放弃孩子而产生的愧疚感。另一位说，她想谈谈对孩子父亲（那个抛弃朱妮的男子）的愤怒，甚至想谈谈对所有男人的愤怒。第三位说："我筋疲力尽了，我已经尽力了，此刻，我想得到照顾。"

对朱妮来说，这是一次非常有意义的交流。她在医院又待了三个星期，最后，在一次出院总结面谈中她说到，在整个住院治疗过程中学到的最有意义的事情就是：她意识到自己多么不想长大以及多么渴望来自外界的照顾。

形成议题，完成任务

团体成员制订议题的过程千差万别。形成议题也受许多因素的影响，包括团体成员的组成、团体的稳定性和团体的规模。如果团体是相对稳定的，并且所有成员在之前的团体治疗中都有提出议题的经历，那么轮流提出议题就会相对顺利。这并不意味着团体成员每天都使用同一议题。有时，某个成员可能会在多次团体治疗中提出同一议题，但通常，其议题会在某种程度上有所改变——改变聚焦点，这或者是因为议题虽相同，但参加团体的成员不同；或者是因为之前的团体讨论引发了对议题的不同理解。如果有新成员加入团体，提出议题就会耗费较多的时间。如果团体人数很多，则讨论每个人议题的时间就会相对较短。

在提出议题的过程中，良好的开端可以诱发丰富的临床讨论，帮助团体成员有效地利用时间。请看下面的 9 人治疗团体提出的议题。

在充满活力、富有支持性的治疗师的帮助下，用了大约 25 分钟的时间，团体成员形成了他们最终的议题：

1. "我曾是一名受虐儿童。我有很多未解决的情绪问题从没向别人提及。今天，我想在团体中试着说出这些感受。"

2. "在昨天的团体会谈中，有些事我很想对你（团体带领者）说，但不知为什么没有说，今天我想谈谈这些事。"

3. "我已经学习了如何识别自己的情绪，但我想我应该独立完成，因此我想试着谈一谈自己对今天会谈的感受。"

4. "我希望学习如何更多地为自己着想、更大胆地与他人相处——特别是和这里的男性相处。"

5. "我很容易受到攻击和伤害，我希望把自己受到的各种伤害告诉团体里的每一位成员。"

6. "今早和麦克（团体里的另一位病人）的对话让我产生了强烈的情绪，我想在团体中解决这个问题。"

7. "今天我无力提出议题。"治疗师经常通过有效的询问激励她："如果你有力提出议题，那会是什么呢？"病人继续说："我想从团体中的其他成员那里得到反馈，尤其是男性成员，因为我好像经常有意无意地与男性对抗。"

8. "我想谈谈我的外貌。我长得太高太大了，好像每一个人都认为可以依靠我为他们提供帮助。"

9. 一位新病人说："我住院是因为主管我的女医生要出差几周。我爱上她了，并且想和她结婚，我想在团体里处理这个问题。"治疗师问他团体应该如何帮助他，因为女医生毕竟不在这个团体里。"可以在团体里解决与此有关的问题吗？"病人接着说，因为他也对团体里的一位女性成员产生了类似的情感，或许他可以谈论这些情感。

第三节　讨论个人议题

在团体会谈中，随着提出议题这一任务的完成，治疗师应该引领团体成员面对"承担责任"这一主题。例如，治疗师可以说："很好，我们已经完成了提出议题的任务，每个人都清楚了自己的重要议题。现在我们要如何继续进行呢？你们希望怎样开始呢？"如果在此刻治疗师将眼神投向某位成员，这无异于鼓励这位成员开始谈论他的议题，因此，治疗师应尽量避免这种主观选择，比如，可以选择看几分钟地板。

这样做可以鼓励团体里的某些成员主动承担责任，有人可能会说"好啊，我先开始"或者"我想我们应该先从乔的议题开始"。一般来说，这种最初的举动具有高度象征性，是对团体成员提出的议题的重要反应，其象征内容通常包括：为自己争取时间、学习求助、自我肯定、尝试冒险及关注别人的需要。

促使成员思考如何开始讨论或短暂的沉默都可使成员们充分酝酿情感。如有必要，在之后的会谈中，治疗师可以再次重复这一过程。治疗师也可以询问发言者和未发言者对承担责任的感受："当其他成员为自己争取时间时，你感到轻松还是觉得更失望？"

讨论议题的一般原则

在许多方面，住院病人团体处理个人议题的过程类似于多数以互动为基础的团体治疗：治疗师帮助团体成员识别和改变不良的人际行为，并且尽可能地利用疗效因子，让其最大化地发挥作用。治疗师应努力激励成员形成团体凝聚力，鼓励利他行为，提高病人的普同感，改变其社交技巧，重塑其希望。与任何团体治疗一样，治疗师不仅要帮助团体成员学习如何提出请求、进行接纳和提供反馈，而且还要帮助他们建立信任和支持，教他们学会进行适当的自我暴露。

但与其他团体治疗的重要区别是，在这样的团体中，治疗师可根据每位病人的个人议题，通过"量身定制"的引导方式来提高团体会谈的效率。住院病人团体治疗通常只有一次，而团体成员轮流提出个人议题，可提高治疗师带领团体工作的效率。治疗师应该清楚地了解哪些病人需要学习如何反馈，哪些病人需要学习如何接受，哪些病人需要学习提高主动性，哪些病人需要学习认真倾听，哪些病人需要学习如何敏感地察觉他人的需求，等等。总而言之，在讨论议题的过程中，治疗师应能胸有成竹地带领团体进行积极、高效的治疗。

让更多成员获得最大利益

如果团体有 10 位成员，他们都有切实可行的议题，而会谈时间只剩 30 分钟，很显然，团体无法面面俱到地讨论所有这些议题。因此，治疗师必须在团体会谈开始时就明确指出，提出议题本身即是团体工作的一部分，并非只是团体工作的前奏，而且也不是所有议题都会被详细讨论。提出议题是为了激励团体成员表达愿望：在团体时间允许的情况下，自己想致力于解决什么问题。如果不这样言简意赅地解释清楚，一些病人会觉得治疗师没有信守承诺。的确，一些具有移情倾向的病人特别容易产生这样的感受，因此需要对这些人强调，治疗师无法承诺解决每个议题是因为时间有限。

然而，正是因为时间有限，才会促使治疗师更为有效地利用时间，在每次会谈中尽可能地对多数议题进行治疗性的讨论。

要做到这一点，首先需要治疗师高度集中注意力。在各个成员提出议题后，无论团体大小，治疗师都应该记住每位病人的议题。随着经验的积累，治疗师一般可以记住 12 ~ 14 位病人的议题。那些经治疗师帮助而形成的议题，治疗师更容易记住。治疗师也可以在团体结束后，通过与协同治疗师和观察者重温每位病人的议题来加强训练自己的记忆能力。

同时处理多个议题

同时处理多个议题常常是可行的，也是非常必要的。可以说，治疗师应尽量避免每次只处理一个议题，或把团体治疗变成一对一的个体治疗。高效的团体带领者犹如交响乐团的指挥家，能将多个议题糅合在一起，有条不紊地协调每位成员所做的贡献。

例如，在 8 位成员组成的团体中，其中 3 人的议题如下：

巴斯（Barth）说："我一直都没有真正的亲密朋友，我想学习如何与他人成为朋友。"

伊温妮（Yvonne）说："我想得到一些反馈。我想更多地了解别人眼中的我是如何与人相处的，这样有助于我改善与丈夫的关系。因为有人告诉我，我会做一些令人讨厌的事，但是我不清楚自己做了什么。"

斯图亚特（Stuart）说："我的医生告诉我，我必须学会与他人分享自己的感受，对此我也同意。我总把事情埋在心里，我觉得自己随时都会爆发。"

会谈一开始，斯图亚特就说："我先试一试。"事实上他做到了！他透露自己曾有过自焚的想法，并对一位少女产生了妄想性欲望，这些都与他在家里纵火有关，那场火灾几乎使全家人丧命。

面对如此勇敢的自我暴露，治疗师可以选择多种回应方式。但是，根据同时处理多个议题的原则，治疗师特意转向巴斯（他的议题是学习如何与人交往），问他对斯图亚特的自我暴露有何看法。巴斯以不带任何情感的方式建议道："如果你有那样的幻想，应该给你的治疗师打电话！"

巴斯的回应，可作为处理他自己的议题的契机。治疗师转向斯图亚特，问他对巴斯的建议有何感想？他觉得巴斯友好吗？想和巴斯继续谈话吗，还是话不投机半句多？斯图亚特回答说，巴斯的建议让他觉得两人之间有距离，无法进行沟通。于是，在巴斯的帮助下，治疗师使斯图亚特明白了这不是巴斯的原意：他原以为这是为斯图亚特提供支持，向他传递温暖和理解。

随后，团体开始帮助巴斯，让他明白该如何表达才会使斯图亚特觉得有亲近感。此时治疗师指出，人际友谊的关键在于彼此的坦诚。当斯图亚特进行勇敢的自我暴露时，如果对方也能进行适度的暴露，那么对于前者就是最大的安抚和鼓励。治疗师邀请巴斯再试一次，这次巴斯坦露了对嫂子的性幻想如何使自己内疚不已。此刻，斯图亚特说，他感到与巴斯更亲近了。

治疗师问伊温妮（她的议题是想了解别人眼中的自己，以此改善与丈夫的关系），她对斯图亚特的自我暴露有何感想。她习惯性地开始絮叨与主题毫不相关的东拉西扯，她与第一任丈夫、第二任丈夫以及许多邻居发生的纠葛。在讲述的过程中，她直呼其名，毫无遮拦。不久，团体中的每位成员都觉得烦不胜烦。治疗师打断了伊温妮，指出她应该留出时间听听别人对自己的反馈，以了解别人眼中的自己到底是什么样的。令人吃惊的是，为了继续唠叨，伊温妮竟要求再多给自己几分钟：她相信是自己想法不对导致了儿子的智力障碍。

在那一刻，团体成员纷纷给予伊温妮反馈，告诉她，最初她原想对斯图亚特说一些重要且相关的话，但是话一出口，就让大家感到既失望又愤怒：因为她说了一大堆人名，还夹杂着谩骂，而她提到的这些人与团体成员毫无关系，所以她没有让团体成员理解她讲述的故事与斯图亚特的自我暴露有何关系。斯图亚特也说，最初他试图集中注意力，但是几分钟之后就开始犯迷糊了，听不明白她的话和自己有什么关系，而之后就不想听了。

因此，仅仅用了 10 分钟，三位成员的议题都有效地得到了处理。

利用议题最大化地提高治疗效率

治疗师应尽可能地利用议题来发挥治疗作用。在团体治疗中，成员在提出议题的过程中做出的承诺应该适时地"加以兑现"。例如，在治疗过程中，布卢姆（Bloom）用了很长一段时间东拉西扯，说一些毫不相关的外部事情。通常，住院病人的团体治疗只进行一次，因此时间显得特别珍贵。如果不确定目标，不仅布卢姆不能从中受益，而且也会引起其他成员的愤怒——为他白白地侵占了团体的时间而气愤。

此时，治疗师可以利用其他成员的议题来帮助布卢姆停止这种无效的谈论。例如，团体里另一位成员佛瑞德（Fred）的议题是："我希望团体给我更多的时间谈论自己的事情。"布卢姆的表现为解决这样的议题提供了绝佳的机会，治疗师的任务是提供契机让弗瑞德介入进来。有时，一个简单的眼神就是非常有效的暗示。或者，治疗师也可以打断布卢姆的话问："佛瑞德，你现在有何感受?"如果氛围合适的话,佛瑞德将会说他有些气愤,因为他的团体时间被侵占了。这个过程对佛瑞德来说是很好的提示,可以促使他开始思考自己的议题。同样,这对布卢姆也有好处,因为可以让他藉此更多地了解自己的行为对其他成员造成的影响。需要强调的是,治疗师不应该代替团体成员表达对布卢姆的愤怒,而应该引导团体成员通过合适的渠道,让布卢姆了解到自己的行为是如何妨碍其他成员满足他们的需求的。

让我们看看另一个案例:盖尔(Gail)是一位深陷痛苦的团体成员,她不停地哭泣,明显需要安慰。但如果其他成员有各种议题,治疗师应该因势利导,尽可能地使这一案例兼顾下列议题:"我想学习如何接近他人",或者"我想学习如何了解自己的情绪",或者"我想学习如何敞开自己,表达自己的情绪"。治疗师可通过鼓励团体中的另一位成员西尔维娅(Sylvia)对盖尔做出回应,以此扩大治疗效果。

治疗师可以采用与之前的案例相同的步骤:先给西尔维娅眼神提示,如果失败,再给她直接的提示。西尔维娅的直接回应可能是想安慰盖尔,但不知道该怎么做。在这种转折时刻,治疗师可以有多种选择:例如,探究西尔维娅的第一反应是什么。她希望做什么?当她看到盖尔哭泣时,脑中闪过了什么念头?如果她想尝试安慰盖尔,她会怎么做呢?一旦西尔维娅做出了上述回应,治疗师就可以转向盖尔,询问她对西尔维娅的安慰有何感想。"对西尔维娅的安慰,你感觉怎么样?""对你有帮助吗?""西尔维娅怎样做才能帮助你呢?""西尔维娅怎样做才能很快找到安慰你的方法呢?"

这种整个团体的互动过程对双方都具有很好的治疗意义。一方面,在某种程度上,盖尔通过自述怎样才能帮助自己而逐渐学会了如何进行自我安慰。另一方面,西尔维娅,这位扮演安慰者角色的成员,也有了安慰他人的亲身经历,并学会了通过简单的提问帮助他人。

如果时间和环境允许的话，治疗师还可以用其他方法继续这个议题。治疗师可以鼓励西尔维娅把已经学到的语言或者肢体的安慰方法表达出来。例如，西尔维娅可以坐到盖尔的旁边，握住她的手，搂着她，等等。如果有的成员以前不敢这样做，那么这样的做法再加上认知的改变，就更有治疗意义。同时，治疗师也应鼓励西尔维娅去探究，是什么阻碍了她在团体治疗的早期阶段用这样的方法安慰盖尔。她有没有设想盖尔会如何对她的安慰行为做出回应，或者团体其他成员、治疗师会怎么看待她的行为？

再举一例：病人伊琳娜（Irene）的议题是承诺在团体里勇敢地表露自己的重要隐私。治疗师注意到，直到团体会谈接近尾声，伊琳娜仍没有任何表露的意思。

治疗师可以明确指出她应兑现诺言，或委婉地问她此时感受如何，或让她想象团体治疗已经结束，她是否对结束感到失望。这些做法均有助于伊琳娜兑现其承诺。

但是，如果要将其他议题也加以利用的话，治疗师可以邀请那些议题为"学习如何与他人保持步调一致"的病人，让他们猜猜团体里其他成员此刻的感受，或指出团体治疗过程中尚未完成的部分，或更直接地指出："你认为伊琳娜此刻的心情如何？"

积极主动地处理议题

正如我之前多次提到的，被动、非指导性的治疗师在住院病人团体中是无法立足的。就像积极帮助病人提出议题一样，治疗师必须积极主动地寻找解决议题的方法。在极少的情况下，如果团体具有高度自给自足的能力，治疗师可以不那么主动；当然，治疗师代替团体解决议题也是不明智的。但一般而言，在讨论时治疗师必须进行明确指导、积极推动和牵线搭桥，统一协调各个成员的议题。

治疗师也可以"顺道走访"病人的议题讨论。例如，如果议题包含了对团体治疗或者治疗师带领团体的评论，那么治疗师应该反复敦促病人对议题进行深入讨论。很少有病人，尤其是新加入的病人，愿意无缘无故地发表这样的评论。病人对会谈本身的评论，几乎总是可以加快治疗步伐，深化成员的参与感。因此，治疗师的"顺道走访"将有助于团体以及提出议题的病人更加积极地参与治疗。

直接或间接地处理议题

到目前为止，我主要强调了要直接、明确地处理具体的议题，如"我想学习表达情绪""我想与约翰更好地交流""我想在珍妮（Jane）面前表现得不那么害怕""我想听听其他人对我为人的反馈""我想知道为什么男人老是避开我""我想学习如何交朋友"。

但有时，议题的处理会以间接的方式进行。请看看这个临床案例：唐娜（Donna）感到很悲哀、沮丧，因为她不能形成议题，所以她坚称自己是一个十足的"废物"——渺小、笨拙、微不足道。她无法形成此时此地的议题让她更加觉得自己极其愚蠢和无能。最后，她勉强有了一个议题："我想通过团体其他成员找到自己存在的意义和价值。"在治疗期间，治疗师通过寻求她的帮助来处理她的议题。例如，在会谈停顿时，治疗师问唐娜："你认为我们现在应该往哪个方向走?"当唐娜回答说"让我们看看其他人的议题"时，治疗师就问她"哪一个议题合适呢?"她会选择一个议题，并在成功地帮助了提出议题的病人之后，又以同样的方法帮助了其他病人。通过让唐娜有效地执行任务，治疗师帮助她逐渐体会到了自己的能力以及存在的意义，使她真切地感受到（尽管治疗场景多少是人为的）她的自我贬低情绪纯属多余。

还有一个与此相似的案例：弗兰克（Frank）是一位抑郁、沉默、高傲、自负的年轻男性。在团体治疗的第二周，他表示自己想在团体里谈谈他的无价值感。他说他不知道团体是否能帮助他，也许大家分担一些他的绝望就能对他有所帮助。他叙述了许多自己的事情，尤其是他感到自己愚蠢至极，对妻子的高学历嫉妒不已，因为自己只是一个重型机械的操作工。弗兰克的自负和大男子主义，使女性成员对他望而生畏；但是当他越来越多地暴露自己时，反而让女性成员觉得他非常敏感和细致。团体里的男性随后说到他们更喜欢他了，还有一些男性很羡慕他能操作不同种类且极其复杂的重型机械。因此，出乎弗兰克的预料，他开始感到自己的无价值感好了很多。

超越议题

议题虽然提供了一种讨论框架，但不能因此而限制治疗内容。议题常常作为引子引导团体讨论的方向，而在提出议题时治疗内容尚无法预期。因此，治疗师必须顺应团体的自然节奏，并注意关注会谈中的"转折点"。

下面的团体治疗案例就很好地说明了上述观点。在一个由 12 人组成的团体里，三个高度相关的议题主导了会谈的后半段时间。鲍勃在上次团体会谈结束时坦言他是一名同性恋者，他现在的议题是想表达自己对那次暴露之后的感受。

卡罗尔（Carol）说她觉得自己很孤独，这与她不再信任男性有关；她曾经常冒险与人交往，但往往以受到伤害而告终。治疗师问她在团体里是否发生过类似的情形，她回答说与治疗师有过一次，也许可以从这儿开始讨论。

爱德华（Edward）是一位偏执的、具有精神病性症状的年轻男性，他的议题是告诉团体他所感受到的世界是什么样的，以便团体能够更好地理解他的精神状态。

鲍勃首先开始发言，他说昨天对他来说很困窘，但是他很高兴说出了自己是同性恋这一事实。治疗师问他特别担心告诉谁。鲍勃表示吉姆（Jim）可能会无法忍受，但是吉姆随后表现出来的开放和接纳给了他巨大的支持，鲍勃很感激他。治疗师说道，之前团体中的有些同性恋者担心，团体里的异性恋男性会觉得受到了他们的威胁。鲍勃感激地看着治疗师说，这也是他之前所担心的，他现在想让团体里的其他男性成员知道，他并没有打算和他们中的任何一位发生关系。

除了吉姆，鲍勃还对团体中的哪位成员有所顾虑呢？鲍勃承认他对告诉爱德华自己是同性恋者有些惶恐，因为爱德华在批评他人时总是声色俱厉。出人意料的是，爱德华说鲍勃的自我暴露并没让自己改变对他的看法。事实上，爱德华说自己在性取向上也感到困惑，甚至怀疑自己也有同性恋倾向。这实在是令人惊讶的暴露，因为爱德华平时既偏执又内敛。在这一刻，团体里许多病人都表示非常钦佩爱德华和鲍勃，因为他们信任团体且勇于暴露。

轮到卡罗尔发言时，她说自己之前的议题是学习尝试冒险；她已经准备好要暴露一些自己的私事，但是治疗师没有给她机会，治疗师对她的忽视激起了她许多情绪，这些情绪与她曾被男人利用和背叛后产生的情绪十分相像；尽管她知道这没有道理，但她还是觉得治疗师玩弄了她的感情——征询了她的议题却又弃之不用。

治疗师采取积极的态度进行回应，并询问卡罗尔，今天是否能告诉团体她的私事，尤其是暴露后会获得帮助的重要的事？接着，卡罗尔滔滔不绝地说了 15 分钟，叙述了她在青春期如何受到了一位年长的男性亲戚的性骚扰，又无法对父母启齿，因为她知道父母要么不相信她，要么会责备她。有几次，当她对男性说出这段经历时，他们（包括之前的治疗师）都对她进行了性侵犯。今天，在沉默多年后，她想再次尝试说出自己的经历。

团体成员纷纷给予卡罗尔支持性的回应。在诉说自己的遭遇时，卡罗尔不停地颤抖和哭泣，此时，团体成员纷纷给予卡罗尔身体和情感上的支持：有的递纸巾，有的用手握着她，有的搂着她。另外三位女性成员也诉说了自己被性侵的经历。除了爱德华，团体里的每位成员都努力安抚卡罗尔。当问及爱德华对卡罗尔的经历有何感受时，爱德华说他想先解决自己的议题：他想告诉团体他所感受到的外部环境是什么样的；在回应卡罗尔之前，他想让团体了解自己的精神世界。

在短短的几分钟内，爱德华展示了他那异乎寻常的精神世界：他深信自己一生都受人摆布，被他人、被报纸、被图书馆书架上展示图书的方式、被动画片、被他人的脑电波所控制，使他过着一种情非得已的生活。几年来，爱德华一直相信，世界并非像看起来那样真实，而是暗藏玄机，以便操纵着他。

此刻，他转向卡罗尔说："现在，如果你想知道我听了你的经历后会有什么样的感受，那就是：全都是胡扯！我不相信你遇到了这样的事情。"他转向鲍勃说："我不相信你是同性恋。"他转向团体中的另一位成员说："我不相信你是海洛因成瘾。"他又对另一位成员说："我不相信你酗酒。"他对治疗师说："我不确定你是治疗师。"爱德华又对卡罗尔说："我甚至不相信你被性虐过，你自己编造了整个故事，目的是想影响我，上帝知道是什么原因，也许是怜悯。"这一刻，卡罗尔的眼泪夺眶而出，她冲出团体治疗室，离开了病房。（2 小时后，警察把她带回来了。）

由于会谈时间所剩不多，因此，事件的结尾只能留给病房工作人员处理。在下一次的治疗中，团体对此事进行了讨论：爱德华对卡罗尔强烈的反应非常震惊。他深刻地意识到自己对卡罗尔做出的反应与其他人的反应明显不一样。因为他深深地伤害了卡罗尔，在接下来的治疗中，团体开始帮助卡罗尔检验她的另一个重要议题。卡罗尔一直有一个信念："男性不愿意听我说话，也不能敏锐地感受到我的需求和痛苦。"但是团体指出，先前对待爱德华，卡罗尔也没有用心倾听，并且对他的痛苦毫不敏感。因为爱德华在对卡罗尔做出评论之前已表明自己生活在一个疯狂的世界里，他传达给团体的信息使每个成员（包括卡罗尔）都非常清楚，这是精神病性症状。然而，卡罗尔坚信，发生这样的事情再一次证明了她不能信任男性。即便在 12 位成员里有 11 位（其中半数是男性）都给予了她强有力的支持，也不能使她回心转意。

鲍勃说他常常给予卡罗尔安慰，但是卡罗尔对他的痛苦似乎熟视无睹。早些时候，当他在团体会谈中谈论自己作为一名同性恋者的感受时，卡罗尔并没有敏感地给他以支持。当爱德华冒着很大的风险谈论对自己有可能是同性恋的担忧时，她好像也视而不见。

显而易见，卡罗尔通过扭曲某些事实和选择性地回避某些团体互动来保持自己不信任男性的信念。治疗师还通过聚焦自己与卡罗尔的人际互动，以帮助她进一步认识到这个问题。治疗师指出，卡罗尔对他的感觉是他不关心她，因为在之前的团体会谈中，他没有给她暴露自己的机会。治疗师告诉卡罗尔，在那次会谈中，他注意到卡罗尔的情绪有些不稳定，因此决定中止讨论当时的话题，以免加深她的痛苦。治疗师也承认，在一个充满许多紧迫的议题的团体会谈中，她可能没有得到足够的时间和关注。

对上述案例中这些互相关联的问题进行处理便构成了重要的治疗工作，它们都与议题有关，但又远远超出了提出议题的初衷。

议题讨论的不足之处

任何一个治疗过程都难免存在缺陷；尽管讨论议题这一方式提高了团体治疗的效率，但仍有不足之处。来自斯坦福团体治疗研究项目的数据可以证实这一点。该项目调查了曾在医院接受过团体治疗的 51 位患者，了解他们对团体治疗的态度。其中 33 位病人至少参加过一次高功能水平的团体治疗，并采用了提出议题的治疗方法。

在 33 位病人中，有 21 人（63%）认为议题讨论非常有价值。（在前面的章节中，我已经引用了他们认为这一方式有效的观点。）8 位病人（24%）认为议题讨论有积极的一面，同时也存在问题。4 位病人（12%）觉得议题讨论毫无益处。

这里介绍几种常见的问题。最常见的抱怨是，议题激起了他们强烈的考试焦虑。病人担心，如果他们的议题过于简单将会受到批评，他们将会被认为非常愚蠢或者自卑。因此，许多病人都绞尽脑汁地思考合适的议题。

对于心理治疗来说，焦虑情绪未必是坏事。治疗几乎总是需要病人探索某种新的可能，而尝试改变常常会引发紧张。（俗话说："如果鞋子合脚，必定会阻止脚的生长。"）但是，焦虑与心理治疗之间是一种曲线关系：也就是说，适度的焦虑是有利的，过多或者过少的焦虑将会阻碍治疗的进展。如果焦虑过度强烈，导致病人逃离治疗，那么治疗策略显然是失败的：治疗不能在病人缺席的情况下进行。治疗师必须驾轻就熟地把控这一尺度，尽可能减少焦虑对病人的伤害。

如果病人能持续感受到治疗师的支持和保护，焦虑对他们的威胁就会减少。有针对性的、主动的治疗师会积极参与到病人形成个人议题的过程中，以减少其焦虑。治疗师应确保团体成员（尤其是新成员）能够消除疑虑，保持合适的焦虑强度。当然，焦虑仍然会妨碍议题的形成，但这正是治疗师应该做的：在团体治疗中权衡利弊，帮助成员克服焦虑并完成议题。

有些病人会在团体治疗前花大量时间设计议题，这并非坏事：设计议题可以促使病人认真对待治疗，积极思考和参与团体会谈，并承担自己应该承担的责任。

在这项研究中，来自病人的其他抱怨看起来不够实际。一位病人非常讨厌"议题"（agenda）这个词，说它让自己想起了公司的董事会会议，于是建议用"目标"（goals）来取代它。一些病人说，议题讨论会使讨论范围受到限制，妨碍了他们解决生活中的主要问题。例如，一位女性抱怨说，她的主要问题是她儿子吸毒成瘾，但是团体从来不让她讨论儿子的问题，因此她自然无法从中获得指导，以应对儿子的问题。

另一些不满来自那些自己的议题从未得到真正"解决"的病人。他们说，在会谈中，自己的议题甚至都未被提及。

治疗师应关注上述两种抱怨（一种抱怨是议题限制了讨论范围，另一种抱怨是议题没有被解决），最好在团体开场白中开宗明义地指出这两个问题。治疗师必须明确团体的治疗目标和流程，解释团体讨论为什么应聚焦于人际互动，如有必要，甚至要说明聚焦于人际互动之外的事情——如孩子的吸毒成瘾问题——为什么会毫无收获。治疗师应谨慎避免否定病人的需求，对有特殊需要的病人应适时转介（如个体心理治疗或家庭治疗），并且重申适合团体治疗方法的议题，以此减少病人所感到的被欺骗感和不被重视感。

治疗师要明确地说明：并非所有议题都能得到解决。这将有助于减少病人的失落感。治疗师应强调，在很大程度上，病人有责任提出和解决议题，并且提出议题本身即是治疗的一部分，如此一来，就没有多少病人会觉得自己不被关注了。

第四节　最后阶段

团体会谈的最后阶段包括对会谈内容进行分析或总结，而分析和总结可以采用多种形式。我倾向于用最后的 20 分钟完成时间相等的两部分内容：（1）治疗师及观察者（无论在房间内还是在单向玻璃后）对会谈进行讨论总结；（2）团体成员对这一讨论总结进行回应。

在第一部分中，治疗师与协同治疗师及观察者应当着病人的面，开诚布公地对会谈进行分析，就好像没有病人在现场聆听或观看一样。（如果当天恰好没有观察者，那么治疗师可以与协同治疗师展开讨论；亦或治疗师认为，自己已在会谈中进行过分析或总结，则可以邀请成员自行讨论和分析。若只有一位治疗师，则可与团体成员共同进行讨论。）

在讨论中，团体带领者应回顾会谈的整个过程，重点关注自己的带领方式。譬如，什么被遗漏了？团体还可以做些什么？是否有成员被忽略了？是否有更好的方法处理团体的某一特定主题？

治疗师应鼓励观察者积极参与讨论。治疗师需要向他们指出：应当尽力做出富有建设性的评论；如果要批评团体，则仅限于将批判的矛头指向团体带领者；要试着对每位成员都做出评价。观察者应避免将团体贬为"乏味的"——这种描述既不具有建设性，也必然会引起病人的防御和不满。（一般来说，在观察心理治疗过程时感到无聊，常常是因为观察者缺乏经验以及对病人的动力机制不甚了解。心理治疗知识越丰富，观察也会变得越有趣。）

讨论要聚焦于每位病人的表现（议题类型、主动性或参与度、处理议题的进度），简要地分析和评估每位病人的满意度。治疗师要纵观会谈的整个过程、团体的氛围、互动程度、成员间的矛盾；回顾成员们在会谈中做出的决定；治疗时也应思考是否还有其他方法可供选用或是否有重要问题被遗漏了。

最后十分钟将再次交还给全体成员，他们可将这段时间用来回应上述分析和进行总结，讨论治疗师分析总结时的建议，或对团体活动提出自己的分析总结，或继续讨论之前团体活动的未尽事宜。

最后阶段的发展和依据

我在上面推荐的"最后阶段"并不是传统的结束形式，因此有必要在这里阐述一下它的发展及依据。

最后阶段的发展

我在大学附属医院带领团体和教授团体治疗，因而经常让学生通过单向玻璃（通常是 2~4 位）观察团体治疗。在数月的团体治疗时间里，我采用传统的方式：先是让学生观察团体活动，然后在私下和我们（治疗师以及协同治疗师）一起对团体进行讨论和分析。对此，病人从未有过积极的反应。尽管病人理解这样做对培养年轻医师是完全必要的，但仍然感到被"利用了"或受到了干扰。病人有时会表达不满：不喜欢被当作实验的"小白鼠"；质疑自己是否真的是团体会谈的"主体"，治疗团体是否专为学生学习而设（一位病人曾质问治疗师站在玻璃的哪一边）。有些病人说被人观察会剥夺团体成员间的亲密感和尊严感。

还有的病人会担心观察者不遵守治疗会谈的保密原则。尤其是偏执性病人，他们觉得观察者太具威胁性，使得其身心无法聚焦于团体。尽管治疗师努力打消团体成员对保密性的疑虑，介绍观察者与病人认识，保证说这种做法主要是为了关注病人，但所有这些努力都不能完全消除病人因被观察而产生的不满。

后来，为了减少这种不利影响，使观察过程对病人更为有益，我采用了新的形式：在团体治疗最后，病人与观察者交换位置，前者进入观察室观看观察者与治疗师讨论会谈。观察者在会谈的最后阶段走进团体治疗房间，与治疗师们公开讨论 10 ~ 15 分钟。在此期间，观察室内的病人只需安静地倾听。

病人对观察者与治疗师之间的讨论极感兴趣。这些讨论会激起他们的诸多感受和想法。病人们一再表示，没能在团体结束前表达这些感受和想法实属遗憾。许多病人还希望与观察者互动，有的是为了得到某位观察者的更清晰的评论，有的是为了回应某位观察者提出的疑问。

为了满足这种需求，最后增加 10 分钟的时间也就显得水到渠成了。在这 10 分钟内，病人可以表达他们对观察者与治疗师讨论结果的想法、提出问题以及评述讨论结果所激发的话题。

绝大多数病人对最后阶段形式的变革持肯定态度。通过这一巧妙的变革，原先的观察过程造成的负面情绪转变成了团体过程的有益组成部分。观察者提供的旁观信息如此有效，以至于观察者的缺席经常会让病人感到些许失望。在实际治疗中，有位病人十分看重观察者对团体的积极价值，她每次参加会谈前，都会去观察室确认当天是否有观察者在场。

斯坦福团体治疗研究项目就病人对最后阶段形式的态度做了调查，结果显示：病人一致认为，最后的 20 分钟是治疗团体不可或缺的重要组成部分。当病人被问到最后 20 分钟带给团体的价值百分比为多少时，他们的评估远远超过实际时间所占的百分比。事实上，有些病人认为，团体治疗价值的 75%

应归功于最后的 20 分钟。

最后阶段的基本原理

尽管此种最后阶段形式看似不合常规，许多治疗师觉得不易掌握，但它的形成却是建立在团体治疗的基本原理之上的。为了增进治疗效果，我曾强调此时此地必须包含两个方面：体验阶段和对体验的反思（或处理）。基于人际关系的心理治疗理论是以交互理论为基础的：首先引发情感，然后分析和整合情感。会谈的最后阶段形式即体现了此时此地方法的第二个方面——反思体验。

此时此地的体验可以贯穿治疗的全过程。我之前曾列举治疗师在团体中解释或阐明重要体验的案例。例如，治疗师会"暂停进展"，建议团体"让我们试着弄清楚刚才发生的事情"；或通过其他方式用此时此地的思想进行诠释和说明。

总之，最后阶段是对整个团体过程进行高度集中式的总评，在此时间段内，治疗师与观察者一般会回顾会谈中发生的重大事件，竭力促进病人提高对会谈的认知能力。

"总结"形式的前身

尽管最后阶段的总结也意味着治疗师可能会进行大量的自我暴露，然而病人观察团体带领者和观察者的做法并非没有先例。事实上，敏感力训练团体就起源于此。1946 年，在社区团队带领者的暑期学习班上，学员们每晚见面讨论他们白天观察到的团体治疗的讨论过程。当团体治疗成员得知这一消息后，他们要求观看这些带领者的讨论过程。学习班主办方有些惶恐地答应了他们的要求。接着的数个晚上，团体成员围坐在外圈倾听带领者对团体的观察和评论。这引发了团体成员的兴致，他们饶有兴趣地要求参与其中。主办方意识到他们无意中创造了一种强有力的教育方式——体验式学习，并由此发展出敏感力训练团体，根植其中的机制就是成员与带领者的互相回馈。

早年暑期敏感力团体训练班（或 T 团体）的常规形式是"金鱼缸练习"（fishbowling exercise）①。参加成员分内外圈就座，外圈学员观察评论内圈学员的互动状况。两组成员定期互相轮换，即内外圈学员对调位置，原先的被观察者和被评论者转变成了观察者和评论者。

将"金鱼缸练习"模式运用到住院病人团体治疗的文献报告有两例。在这些团体中，病人在没有带领者的情况下围坐在内圈进行讨论，而工作人员围坐在外圈进行观察。在团体的最后 15 分钟，病人和工作人员互换位置，并倾听工作人员对他们的无领导会谈进行评论。

门诊病人的团体治疗亦有采用此种模式的先例。多年来，我经常邀请长程门诊治疗团体的病人观察我和学生或观察者之间的讨论。艾瑞克·伯恩（Eric Berne）也报告过类似的做法。15 年来，我使用了另一种相关技巧——共享性的书面团体汇总。在门诊病人团体会谈结束后，我会写一份详细的团体汇总（一份夹叙夹议的团体治疗概要，包括详尽的分析过程和我带领团体时采用的治疗策略），并在下次会谈之前通过邮件发送给各个团体成员。

"多重治疗"（multiple therapy）是让病人观察治疗师讨论治疗过程的又一例证。此方式适用于心理治疗教学，由多位治疗师（通常是 1~2 位老师及 4~5 位受培训者）一起与一位病人进行系列访谈。在访谈期间，某位治疗师可与病人单独互动，或由几位治疗师与病人一起互动，之后所有治疗师展开

---

① 金鱼缸练习，指此种练习类似在透明的玻璃鱼缸内进行，成员的一举一动都毫无掩饰。——译者注。

共同讨论，分析整个团体的互动状况。治疗师们可能会互相争执，或针对某一现象、问题互相责问。显然，这种形式没有经济效益，但它已被证明是一种杰出的教学方式，因为观察治疗师们的评论能使病人从中获益。

住院病人团体的总结、门诊病人观察者的讨论、共享性团体的汇总、多重治疗、T团体的"金鱼缸练习"模式，以上任何一种形式都要求治疗师（或观察者）进行大量的自我暴露，尤其要公开带领治疗过程的"内幕"。上述每种形式都强调了分析的过程，这种公开能为病人提供改变认知的框架，从而帮助他们理解团体中此时此地的互动，并将在治疗中所习得的认知迁移到现实生活里。

到目前为止，我还没有听说有人对此种最后阶段形式提出过反对意见。（如果有反对意见的话，可能是基于下列理由：认为病人对治疗策略了解过多，或因得知治疗师也有不确定感而对其产生怀疑。）在上述所有方式中，病人都对观察治疗师的讨论充满兴趣，能切身感受到治疗师给予他们的充分尊重，并因被允许参与总结讨论而感到自己被认可了，而当治疗师暴露自己的不确定感时，他们反而因此更加尊敬治疗师了。此外，他们也能从这些形式所提供的认知框架中获益。这种做法的结果之一就是，治疗的神秘性被削弱了。病人开始明白，不管在治疗师身上，还是在治疗过程中，都没有什么秘诀和魔法可言。这种认知，有助于他们消除对治疗的幼稚性神化，从而变得更加独立自主。

最后阶段形式的其他好处

病人在观察最后阶段的总结讨论时，会产生各种各样的反应。几乎所有病人都会强烈地感到，听取别人对自己的评论是非常引人入胜的一件事。无论出于什么原因（我倾向于认为，这类似于小孩偷听父母在卧室里谈论自己），病人对此环节的关注都会增强他们对会谈其他环节的关注。这有助于提高团体成员的兴趣和参与度，使得他们更加重视团体互动。团体成员对此环节的关注所催生的认知改变越充分，团体治疗工作就会越富有成效和越能引起行为的改变。团体凝聚力的增强也促进了团体治疗的其他效果：病人对彼此更加信任了，成员之间更为亲密了，他们对治疗师和治疗过程更有信心了，并因此诱发了更大程度的自我暴露。

最后阶段也为治疗师提供宝贵的示范创造了机会。例如，治疗师们可以就他们在会谈期间遇到的困境和担忧进行讨论，充分表达自己的困惑：是否能找到更好的办法来帮助一位不合作的病人；他们也可以征询病人对治疗师表现欠佳的反馈：治疗师是否过度介入了？是否对某一位病人施加了太多的压力？

治疗师在会谈中暴露自己面临的困惑是十分明智的。例如，在最后的总结阶段，你可以说自己曾非常想帮助一位极度焦虑的病人，这是她第一次参加团体会谈。她对团体感到焦虑是很容易理解的，也可以说是必然的，因此你陷入了"两难"：既想帮助她，又担心因为过度关注或过早催促她而增添她的焦虑。

治疗师还可以通过探讨自己与协同治疗师之间的关系为审视互动关系提供样板。例如，你可以询问观察者你是否太过主动了，以致使协同治疗师过于被动；是否将协同治疗师排除在团体之外了；或者你有没有努力配合协同治疗师共同引导团体。

例如，在一次团体治疗中，一位病人感觉协同治疗师非常冷漠、正襟危坐，不关心任何病人。这位治疗师回答说，他确实过于自控了，而这已经妨碍了他的工作。其他一些病人也认为，这位治疗师过于刻意，令人望而生畏。

在最后的总结阶段，观察者也同意病人的说法，即与治疗师相比，协同治疗师与病人之间存在更大的距离：任何时候他似乎都在与病人对峙，他总是习惯使用艰涩的专业术语，也许想以此显示自己的身份。这位协同治疗师接受了反馈，并说到他确实在团体中感觉不自在。他指出，他没有多少带领团体的经验，因此在与一位非常有经验的治疗师一起共事时感到很不安。病人们对这位协同治疗师如此重视反馈意见感到欣慰，觉得他们被认可了，并且对他能敞开自我接纳意见报以尊重。在会谈结束时，大家对这位协同治疗师的信心有增无减。

最后阶段的总结也能帮助病人增进现实检验能力。当团体成员在会谈中感到的困惑或不理解也同样存在于观察者的评论中时，能让他们更加确信自己的现实判断。如果病人觉得某次会谈令人烦躁、充满对抗或毫无成效，当他们听到治疗师和观察者得出同样的结论时，会更加肯定自己的感觉是"有据可寻"的。

观察者的加入可提高团体的效率。他们作为旁观者进行聆听和观察可以获得更多有价值的信息。观察者能注意到治疗师忽略的盲点：非语言沟通、病人的失望、遗漏的议题、发生在"中心舞台"之外的细微事件。

观察者与治疗师的讨论也有助于激发沉默寡言的病人的参与性。观察者会依次评论每位病人，并对沉默的成员做出猜测。这种猜测可能会帮助沉默的病人打开心门，促进他们的参与——即使只参与最后短短的 10 分钟。

毫无疑问，观察者的反馈意义重大。在团体治疗中，如果有成员说某位成员表现得冷淡疏远，而观察者的评论印证了这一观点，那么该说法的可信度就会大大增加。同理，观察者的任何不当评论都极具杀伤力且会造成持久的影响。因此，观察者不应颐指气使地妄加评论，诸如"这位病人在敷衍搪塞"或"他爱摆布人"等此类反馈将会不可避免地增强病人的防御性，使得治疗毫无效果。

观察者应该与治疗师一样，用支持性的语气表达看法，比如："这位病人想要亲近人但又感到害怕""治疗的某些方面让病人感到畏惧""病人渴望帮助，但又不清楚自己需要什么样的帮助"。

有时，观察者的批评会激起相反的作用。我曾目睹，当观察者批评团体工作缺乏成效时，团体成员则同仇敌忾，更紧密地团结在一起，用取得的成绩为团体辩护。（对任何团体来说，来自外部的攻击几乎一定会增强团体的凝聚力；这也是为什么摇摇欲坠的政体常常把矛头指向其他国家。）

最后阶段的另一个重要方面是：病人会很敏锐地觉察到哪些成员最受观察者关注。病人会妒羡那些得到关注的成员，感到自己被轻视和忽视了，同时希望自己被注意、被谈论。这时，治疗师需要向病人指出，他们对自己受关注的程度负有责任，而这是不言而喻的：如果他们在会谈中不够积极主动，那么在"总结"阶段，其受到的关注自然会比较少。

一件临床小事可以说明病人多么希望在最后阶段得到注意和鼓励。38 岁的宝拉（Paula）因怀疑一切而使自己很难参与治疗。她认为生活中的一切——包括治疗团体中的一切——都很虚伪。她坚信团体成员在会谈中表达的情感是做作的。她知道自己的感受也很虚假，因为是自己的心创造的；这些感受是不切实际、不能当真的。

治疗师试图通过关注宝拉健康的方面来接近她。治疗师说，尽管宝拉悲观失望，但她还是坚持每天都参加团体会谈，显然，她还是心存希望的。接着，治疗师问她为什么执意要挫败团体。为什么每天满怀希望来参加治疗但又拒绝做出努力？宝拉说，她曾在团体中尝试了好几次，但有什么意义呢？因为从最终的讨论看，她的努力并没有换来观察者和治疗师对她的认可。

治疗师注意到，在谈及这件事时，宝拉充满了强烈的感情，几乎要哭出来。此时的真情流露一改她往日的虚伪或无常。治疗师抓住时机，请她多表达一些希望在最后阶段得到关注的感受。她为何如此希望在最后阶段得到关注？这种关注对她意味着什么？宝拉回答说，缺乏关注使她感到害怕，因为她担心治疗师和观察者已经将她归入"大 C"人群（大写字母 C 代表"难以治愈的"）。

这种对最后阶段的关联想法打开了她的心门，她表述了更多源于内心深处的想法：她希望自己被关注、被拯救；她渴望得到治疗师的抚慰和关心；她曾被终生相依的人所背叛；她渴望但又惧怕与人亲密。随后，宝拉便积极地参与到团体中。在治疗结束后两年，有次我碰巧在门诊遇到她，她告诉我，她依然清晰地记得这次特别的团体会谈，并称它为自己治疗过程中的关键转折点。

病人对最后总结的回应

在最后阶段，治疗师与观察者的讨论会产生大量的信息，对团体成员来说，最后 10 分钟的任务就是回应和整合这些信息。一般来说，这种回应是充满活力的，它使治疗工作更上一层楼，甚至超乎预期。

具体来说，在这段时间可完成两项任务。第一，病人对最后的总结进行回应。病人可以对治疗师与观察者的观点各抒己见，也可以利用这 10 分钟分享彼此的感受。第二，对病人来说，最后的 10 分钟可以让他们回顾整个治疗，处理未尽事宜；对治疗师而言，这 10 分钟可用来关注那些自认被忽视的病人。

观察者的评论对病人的影响非常大，因此我建议治疗师特别关注"总结"中提到的那些病人。治疗师可以简单地询问他们对于观察者的评论有何感想。这些评论是否有帮助？其他团体成员是否会同意观察者的说法？

就像观察者评论病人一样，病人也可以在最后 10 分钟评论观察者和治疗师，这样才公平。通常，病人会评论观察者的讨论是否足够开放。例如，病人指出，观察者们的讨论氛围比病人会谈更拘束、紧张。有时，他们会探究观察者的焦虑以及观察者与治疗师之间的关系。我曾见过病人和观察者一起讨论观察者的示众焦虑（performance anxiety）——因被病人观察而产生的不安以及对治疗师评价的担心。

最后的讨论通常也会引发投射反应，团体成员会对治疗师客观的总结产生诸多想法。有些病人对治疗师极不信任，对治疗师的行为高度怀疑。他们指责治疗师运筹、炒作团体互动，与观察者狼狈为奸，假装不确定以蒙蔽病人，使病人对治疗师产生盲目信任。

也有病人想当然地把治疗师看作从不犯错、无比坚强的超人。少数病人不能接受治疗师的坦诚，因发现治疗师的"不完美"而大失所望。当然，如同病人的其他回应一样，这些投射也可引发富有成效的讨论，引导病人探讨这些反应后面隐藏的对权威的态度：渴望独立、关怀和呵护等。

最后 10 分钟也可以让病人回顾、评价团体会谈。这种讨论越多，就越能促进病人在今后的治疗中为自己负责。承担责任的第一步是，病人必须清楚什么是高效的团体会谈，以使团体更好地把握治疗方向。治疗师是推动团体治疗走向高效的引领者，有义务让团体成员分担达成目标的责任。譬如，治疗师可以指出，某些会谈特别有效，是因为团体成员都贡献了自己的力量。治疗师也可以询问病人：会谈的哪部分对他来说感觉最好，哪一点与之前的会谈有所不同，以此来指导病人明确自己的职责。

治疗师还可以依次询问每位成员对会谈的评论：今天的会谈对你来说有什么意义？你是否从中得到了你想要的东西？谁受益最多？谁受益最少？你

对此次会谈最失望的是什么？如果现在不是下午三点（会谈结束之时），而是下午两点半，你想怎样做来消除这种失望？

我建议，治疗师应该在会谈结束前与沉默寡言的病人有所接触，探询他们在会谈中的感受。询问他们是否在团体中欲言又止，通常有助于帮助他们了解自己沉默的原因。是什么阻止了他们发言？他们是否在等待治疗师要求他们发言？如果发言，他们将会说些什么？（最后这个问题具有不可思议的促进作用。）

这些问题能在不同程度上促进沉默的病人参与会谈，尽管最后的时间有限，但仍有许多事情可以完成。例如，在会谈的最后，当一位沉默的成员被问及上述问题时，他对另外一位成员之前的表现进行了评论。此时，治疗师可以立刻询问这位被评价的成员：如果在会谈的早些时候听到这样的评价，他会有何感想。

事件发生的顺序几乎会对病人造成不可避免的影响。病人可能会因为其想说的话被别人说过了而保持沉默。治疗师应指出，即便如此，不发表意见仍然是在其他人面前隐藏自己，这种情况常常对自己不利——对此，病人也表示同意。在最后的环节，治疗师不仅可以促使沉默的病人参与会谈，更重要的是可以激励他们积极地参与到今后的会谈中来。

第五节　结论

目前的团体治疗模式是基于我多年的团体治疗经验逐步演变形成的。在这一过程中，我反复尝试、不断更新并广泛吸收和采纳学生及同事们的意见，这些学生和同事了解我所有的团体会谈并且帮助我对会谈进行分析。另外，我也兼收并蓄：与每位团体成员的个体治疗师进行会商，与病房工作人员就团体治疗对病人的影响进行探讨，与团体成员本人进行讨论——开始时只是非正式的谈话，后来则发展为一项系统的研究项目。

我和我的同事已在数百次的团体会谈中采用了目前这一模式，对团体治疗来说，这是一种系统、连贯、有效的治疗模式。回想最初开始带领住院病人团体治疗时，我与大多数团体治疗师一样，感觉难以控制团体，担心病人的病情太重以致无法从团体治疗中获益，以及团体成员的流动性太高而无所适从。现在我认为，该模式的应用极大地提高了住院病人团体治疗的有效性。即使不尽如人意的会谈也能给病人带来某些益处，这些益处往往会在之后的会谈或其他治疗中慢慢显现出来。当然，还是有一些看起来完全无效的会谈，在这些无效的团体中，一般都存在一些完全缺乏动机、阻抗很强的病人。这些团体成员不仅在团体治疗中抵触很大，而且也极少或完全不参加病房的其他治疗性活动。

第六章
低功能水平治疗团体的工作模式

　　虽然低功能团体治疗没有高功能团体治疗那么复杂，但在住院病人治疗中，这种团体仍然不可或缺，而且它也非常有效。在急诊病房中，经常有一些病人不能参加高功能团体治疗：他们或过度焦虑、或过于混乱、或精神分裂、或太过压抑，很难达到参加一般团体的最基本要求。但是，在满足他们需求、配合其功能水平而特别设计的团体治疗中，这些病人仍能获益良多。本章即描述为这些功能较差的病人所设计的团体治疗模式。与第五章一样，它并不是作为一种标准的治疗模式供人临摹，而是一种专门针对低功能水平人群所采取的团体治疗策略和技巧的教学性尝试。

　　在过去的几个月，我与斯坦福大学医学中心住院部的维维安·巴尼什（Vivian Banish）协力研发，开创了这种低功能水平团体治疗模式（后面简称为"焦点"团体）。

第一节 病人的选择

由于急诊病房病人的快速出入院、住院时间长短不定，因此难以准确地限定高功能病人团体或"焦点"团体（低功能病人团体）的参加人数和病人类别。例如，斯坦福大学医学中心的精神科病房有 20 个床位，其中大约有 5~12 位病人参加每天的高功能病人团体治疗。这些病人目标明确，可以持续集中注意力参加 75 分钟的会谈。他们中的大多数并没有精神病性症状，主要是因为心理困扰而入院。其中有些病人虽然具有精神病性症状，有幻觉、妄想等，但他们仍然适应较好，能够进行理性的语言沟通。

除此之外，病房里总会有一些病人无法参加常规的团体治疗。他们的精神症状较为严重——或者是情感症状（通常表现为躁狂症）、精神分裂症状，或者是器质性精神病症状——这些症状使他们变得支离破碎、神志不清或狂躁不安，因而无法完成 45 分钟目的明确的会谈。他们不仅无法从团体治疗中获益，而且其焦虑和混乱行为还会干扰其他病人。

余下的 3~10 位病人则可以通过"焦点"团体获得帮助。这些病人大多患有较重的精神疾病，而且经常陷入活跃的幻觉、妄想和严重的抑制状态中。对于他们而言，疾病使其大部分自我功能处于崩溃边缘。他们通常缺乏"合作"的概念，无法与治疗师结成同盟，共同致力于改善其精神症状。在焦点团体中，有些病人尽管不具有精神病性症状，但是因为受困于严重创伤、极度恐惧或重度焦虑，以致无法像高功能团体的病人那样符合团体治疗的要求。

这只是简单的粗分。有人希望制订更精确的标准来区别高功能病人和低功能病人。诚然，如果有客观的具体标准来划分、组织各种功能不一的团体，限定团体的具体准入条件，将大大有利于团体成员的选择和团体治疗的效果。但是，住院病人快速循环的"旋转门"效应，使得这种精确的区分成为空中楼阁。因而，绝大多数住院治疗团体只是粗略地按照这两种功能水平进行划分。

与高功能病人团体相比，焦点团体更高效，因为其人数较少。焦点团体的成员以 4~7 位为最佳，而高功能病人团体的成员则可以多达 10~12 位。当然，团体的人数必须保持充分灵活以适应病室人数的快速变化。如果在短期内，病房接收了大量重症精神病患者，那么低功能病人团体的规模就会变大，而高功能团体的规模则会相对缩小。团体人数的灵活变动也有限制：一旦高功能或低功能团体达到其人数极限，一些成员则需要被转移至其他团体，而团体的整体功能水平也会相应地发生改变。如果病房中的多数病人都是重症患者，那么高功能团体可略为降低团体运作的水平，而焦点团体则需降得更低。每种治疗团体都须具有灵活改变功能水平的程序结构，以保证团体能根据病房的需要进行适度调整。

这种调整团体功能水平以适应成员病情构成变化的特征，在小组式团体会谈中表现得尤其明显（见本书第二章）。我倾向于选择用高功能和低功能团体模式来阐明这种适应性变化，而不是直接对小组式团体治疗模式进行描述。因为小组式团体成员的构成和特征差异很大，因此无法作为代表性的模式来展示其是如何满足临床的不同需求的。当然，小组式团体的治疗师也必须掌握相应的技能，以引导高、低功能的病人，共同完成小组式团体会谈的每项治疗任务。

第二节　一般原则

在第二、三、四章中所阐述的住院病人团体治疗的基本原则同样适用于重症精神病人群体。治疗目标和策略是相同的，但治疗师需调整治疗手段以适应病情严重的成员。治疗师必须为病人提供充分的支持，使病人感受到温暖和治疗具有建设性，以此鼓励他们今后继续接受心理治疗。治疗师应尽力使病人意识到会谈是有用的；帮助病人确定需要在团体治疗中解决的问题；提高病人的人际交往能力，使他们更好地与其他病人互动，以有助于他们出院后更好地与人沟通。治疗师必须积极主动，为病人的积极参与创造机会和提供指导。治疗的设置必须简洁明了，以保证治疗时间的充分利用；在每次团体会谈中，团体成员都应获得明确、实际的治疗效果；治疗师必须做到公开、坦诚并身体力行，这不仅指对病人坦诚相见，也意味着为病人树立可以效仿的榜样；治疗师必须随时努力聚焦于此时此地，以此带动团体治疗的有效进行。

治疗师应特别关注重症精神病患者，给他们以支持和鼓励，为他们带来愉快、有益的治疗体验。如果治疗师忽视这种支持，这些病人就会畏惧团体活动，因为完成团体的基本任务对他们而言太难了。当需要与团体中的其他成员进行坦诚互动时，他们会感到非常焦虑。他们的注意力持续时间太短，很难集中精力围绕主题进行清晰的思考，而且由于药物的作用，他们的思维迟钝，不太容易主动参与团体任务。因此，他们往往成为了团体中极其乏味和被动的人。团体中的其他人常常因此而感到愤怒，甚至无视他们的存在，有意无意地"绕过"他们。这样的重症精神病人也会感到自己与团体格格不人以及被边缘化了，觉得自己阻碍了团体的进展。因此，对于这些成员来说，团体治疗很容易沦为一次失败的体验；与参加团体之前相比，在团体治疗过程中，他们往往会显得更加焦虑且缺乏价值感。

给病人带来成功的体验

要使焦点团体会谈达到预期的治疗效果，必须保证成员中的重症精神病人获得成功的体验。因此，团体任务的设计必须以病人有可能完成为前提。

大多数重症精神病人的注意力持续时间较短，因此在考虑团体任务时，必须重视这一因素。例如，重症病人常常不能持续专注 20～30 分钟在议题讨论上。他们记不住各种不同的议题，对于议题的理解比较模糊，经常因自身无法控制的妄想和幻觉而分心。在常规团体治疗过程中，议题讨论刚刚开始，他们可能就已感到身心疲惫。与单个较长时间的任务相比，数个较短时间的任务更适合重症精神病人，因为他们比较容易集中注意力。富有成效的焦点团体必须据此构建团体任务。

帮助病人减轻焦虑

精神病性症状常常是病人防御毁灭性焦虑的最后"措施"，因此，治疗师尤其应该重视团体成员的焦虑程度。焦点团体治疗师必须竭尽全力给成员安全感，因为他们无法承受精神疾病以外的额外焦虑。团体带领者必须创造良好的团体氛围，避免任何可能的焦虑因素渗入团体之中。精神病人经常封闭自己，团体治疗有望减轻病人的孤独感。当精神病人被要求与其他成员进行持续的互动时，会感到焦虑和不适。焦点团体治疗师可适当降低对这些病人的互动要求，或者将互动分成多个短时的部分，其间穿插着个人的自由活动。

心理治疗的一般理念是：自我探索和自我暴露具有积极的治疗意义。然而，自我探究式的治疗并不适合重症精神病人。在焦点团体治疗中，探究成员的痛苦经历往往会加重病人的焦虑，使治疗结果适得其反。团体治疗师必须充分尊重病人的防御性。当精神病人直接或间接地表达"我不想谈论自己的问题，这对我来说太难了"时，治疗师需要接受事实：病人言之有理。有时，病人会直接表达这种无奈，但更多的时候，他们会选择非语言的间接形式，如焦虑、否认、回避、缄默或攻击等。经常带领健康成员的治疗师会形成这样的治疗假设：病人最终必须直接面对并处理自己的问题。因此，在对带领重症精神病人团体的治疗师进行培训时，改变他们的这种假设就显得尤为重要。

设定合适的治疗目标有助于提高焦点团体治疗师的工作士气。焦点团体治疗的目标如果设定得过高或过于复杂，那么，这种不切实际的高目标只会让治疗师感到沮丧和失落。因此，设定、执行目标和任务时，治疗师必须循序渐进，帮助病人分小段逐步向完整、清晰和一体化的目标迈进，并使其从中获得满足感。治疗师必须意识到，对短程的重症精神病人团体治疗来说，传统意义上的"真正"的治疗师角色（例如，促进病人反思、探索无意识、解释移情、改变认知等）是不恰当的。如果治疗师不能明确定位自己的角色，就会对自己无法恪尽职守而感到内疚，以致无法释怀。我们需要不断地重申：治疗是以病人为中心，治疗师不应过度考虑自身的得失。

在焦点团体治疗中，也可借助一些躯体运动来减轻焦虑——适当的身体锻炼和放松训练常常是有用的。一些游戏可以为病人提供安全感和轻松的气氛。特别是对深度退行的病人而言，游戏往往可以推动他们迈出与人交往的第一步。当然，游戏也可能会加深某些病人本来就有的病理性误解，因而须慎重选择使用。如果团体治疗全程都由游戏组成，那么相当于在无形中传达着这样的信息——连患有重度精神障碍的病人都能察觉出——治疗师已经放弃了治疗上的努力且认为他们无可救药。如此一来，病人自然会产生强烈的阻抗，因为他们讨厌像婴儿一样幼稚地围坐一圈"过家家"。

因此，必须合理、审慎地使用游戏。焦点团体应以治疗性任务为主，游戏毕竟只是辅助手段。

支持、支持、再支持

尽管支持对所有形式的住院病人团体治疗都至关重要，但不可否认的是，在焦点团体治疗中，支持发挥着更核心的作用。精神病人容易陷入思维模糊、焦躁不安之中，对于置身团体尤为恐惧。除非团体能为其提供及时、明确的支持，否则病人会因对治疗性任务感到不适而不能有效地参与团体活动。

因此，从一开始治疗师就要给予病人支持以消除其焦虑，并把这种支持贯穿于整个会谈。治疗师的言谈举止应始终围绕着提供各种支持展开。治疗师应仔细观察病人，发现其行为中的积极面。对于沉默的病人，治疗师要努力说服其坚持参加完团体全程；对于早退的病人，应肯定其已完成的治疗部分；对于迟到的病人，应表扬其克服困难的决心；对于不活跃的病人，应对其言行进行及时反馈。当病人语无伦次时，治疗师要认可其对沟通的尝试；当病人尝试提出建议时，要奖励其对治疗的良好意图。总之，要使病人意识到承担风险即意味着"得到回报"。

为了提供支持，治疗师不仅要采取以支持为导向的思维方式，更重要的是要深刻了解病人。不切实际、漫无目的的支持是没有治疗效果的。治疗师必须敏锐地洞察病人的内心状态，及时发现病人内心细微的变化，审时度势地给予强化支持。治疗师对精神病性症状的实质了解得越多（思维混乱、毁灭焦虑、初级过程思维、幻觉妄想、自卑和补偿性夸大），就越能为病人提供更精准的支持。这种支持是真正意义上的共情，而非简单的同情和施舍。在后面的篇幅中，我会提供一些具体的支持案例。

第三节　焦点团体治疗的基本安排

焦点团体治疗应每天进行 45 分钟（每周 5 次）。由于团体成员的注意力持续时间较短，故会谈时间不宜过长。焦点团体的设置相对灵活：可允许病人迟到；如有病人不能坚持参加完全程会谈，也允许其中途离开。焦点团体理想的病人人数为 4~7 位，也可根据需要纳入更多成员。加入高功能团体主要出于病人自愿，而焦点团体常带有强制性，因为大部分成员要么不愿意来，要么在缺乏帮助的情况下无法适时参加。

通常，在病人入院时，工作人员就能判别其适合哪种功能水平的团体。当然，情况复杂时，也可能需要更长的时间来判定。例如，某些病人入院时处于极度混乱状态，入院后迅速恢复稳定。此时，工作人员可适当延长时间，然后再决定如何分配病人。如果最初的分配不合适，也可根据需要让病人在不同水平的团体中进行转移。这种转移对长程治疗团体的影响较小，但对于短程住院病人团体来说，则可能加剧其不稳定性。

有时，从焦点治疗团体转移（或结业）到高功能病人团体的成员可能会夸大地认为，这两种治疗团体对病人的整合水平要求不同。通常来说，对此病人并不会太过介意，因为焦点治疗团体的成员想要加入高功能团体是很少见的，他们认为后者的要求太高、易引起焦虑，所以宁可选择留在焦点团体。当然，有些病人会因为低功能病人团体名声不佳而想离开，但就我的经验来看，这种情况很少发生。然而，还是有必要对低功能病人团体治疗的命名进行仔细斟酌。我选择称之为"焦点"团体，目的就是避免病人歧视它。"焦点"强调的是，对于成员的思维混乱、恐惧心理或注意力涣散，团体应予以聚焦。低功能团体治疗最重要的目标之一，就是帮助病人聚焦于人际沟通和自我表达方面的具体任务，并尽可能持续较长时间。

焦点团体治疗的带领者最好是精神卫生领域的专业人士：例如，职业治疗师、精神科医生、精神科护士、娱乐疗法治疗师等。与高功能团体一样，焦点团体也必须有一位稳定的带领者，至少持续带领一个月。协同带领者和观察者（在有 3 名工作人员时，团体运作得较好）可以在短期内轮流进出团体。带领者必须积极主动地参加团体的所有活动并为病人的自我暴露做出表率。如果精神科医生——包括主治医师和住院医生（赢得病人最多威望的工作人员）——能轮流参与团体，那么将会极大地提高焦点团体的影响力。

与高功能团体相比，带领焦点团体的目标虽然比较单纯，但对治疗师的精神病学知识要求较高。焦点团体带领者必须对治疗任务所需要的心理水平等级了然于胸：必须知道具体任务需要什么样的心理水平，哪些任务适合团体的新成员，哪些任务对某类病人来说压力过大。协同带领者和观察者也应具备带领团体的受训经验，这样在首席治疗师因故缺席时，团体治疗就不至于因此取消。

焦点团体治疗的成员经常不能准时到场，他们要么是不想来，要么因精神错乱而无法准时参加。因此，需要工作人员督促、集合病人，护送他们到达治疗室。功能较好的病人常常可以协助团体完成这类工作。如果在团体活动前有病人午睡，需至少提前 15 分钟将其唤醒。对于极为焦躁不安的病人，需要将他们安置在治疗师身边，并允许他们有限度地被动参与团体会谈。如果他们觉得45分钟的会谈太长的话，治疗师可以允许其提前离开。

第四节　团体会谈计划

焦点团体会谈更需要固定的结构性，带领者需要在每次会谈前做好计划。会谈的基本计划如下：

1. 开场与准备　　　　　　　　　　　　　　　2～5分钟
2. 热身活动　　　　　　　　　　　　　　　　5～10分钟
3. 结构性会谈　　　　　　　　　　　　　　　20～30分钟
4. 回顾本次会谈　　　　　　　　　　　　　　5～10分钟

开场与准备

对于特定的团体来说，每次开场的内容及长度应取决于是否有新成员加入，以及老成员的整体功能水平。即使当天没有加入新病人，如果成员中有思维混乱者，开场环节也应有所调整。焦点团体开场阶段的作用与高功能团体相同：给病人提供基本的时间和环境定位；减轻病人的预期焦虑；告知病人该团体的目的和流程；阐述团体治疗的基本原理；指导病人最有效地利用团体治疗。

例如，在一个有一名或数名新成员的团体中，其典型的开场白如下："我是×××，这是我的搭档×××。本焦点治疗团体会谈每周进行五次，地点不变，时间为每周一至周五下午两点，每次45分钟。我们觉得这个团体非常宝贵，所以强烈要求大家准时参加，充分利用这45分钟的时间。我们每次会提前几分钟再次提醒大家。焦点团体治疗的目标是帮助大家尽可能地学习如何与他人沟通：学习如何集中注意力；如何聆听他人；如何分享你生命中的重要经历；如何克服害羞。今天我们准备了几个团体任务。我们先给大家几分钟的热身活动，然后会有其他两个活动，我们会详细地告诉大家活动的内容。最后，我们会花几分钟时间回顾一下今天在会谈中都做了什么事。"

热身活动

作为焦点团体治疗的第一阶段，热身环节具有使团体成员做好准备的作用。此环节包括一个或数个常规性活动，用来为团体治疗创造一个温和的开始，降低病人的预期焦虑，促使成员进入短暂、轻松、没有威胁的互动中。

以下是一些常规性热身活动的例子：

1. 躯体伸展活动可以作为团体治疗的开场来缓和紧张。治疗师可以让团体成员轮流带领团体做一分钟左右的躯体伸展活动。团体带领者也需全身心地参与活动（带领者需完全参与每一项团体活动）。团体成员可以要求旁侧的成员配合放松或舒展身体的某个部位（如肩、脚或眼睛）。为增加这项活动的新奇感或提高其难度，治疗师可以给团体成员较为复杂的指令。例如，让某位成员带领团体做一些与椅子有关的身体活动（比如，围绕某位成员的椅子走三圈，或者是在活动中两次触摸旁边成员的椅腿）。

与所有其他常规性活动一样，热身活动的形式和内容一定要预先设计好，以契合当天的团体气氛。例如，如果当天的团体气氛明显紧张，团体带领者则需要设计一个活动来缓解紧张。再如，带领者可以让每位成员说出他们感到紧绷的某个身体部位，然后选择恰当的锻炼活动来缓释这种紧绷感。如果某位成员说他的脖子僵硬，那么带领者可以提议做一个小练习（如转动头部）来让脖子放松。或者，带领者也可以提议做呼吸练习来减轻胸腔的紧迫感。如果带领者感觉到团体成员具有抵触情绪（比如，有人不愿意走进房间，或有几位成员迟到），可以建议进行消除这种情绪的练习。例如，让某些成员轮流带领团体用肢体语言——可以是跺脚、摇头、转身或闭紧双唇——表达"不"。

2. 投掷气球或皮球游戏：成员互相将球扔给对方并在扔球时说出对方的名字。这个游戏只适用于低功能水平的病人、新病人以及很难记住彼此名字的成员。治疗师也可以通过增加指令使游戏更富有挑战性、包含更多互动。例如，每当成员接住球时，需要简短地描述当天的心情，或者说出对方讨人喜欢的地方。

3. 另一种热身活动需要每位成员观察团队的其他成员。例如，让一位成员评论位于其右侧的成员的前一天的表现（或者是前一个小时的表现）。如果这次的所有成员都与上次团体会谈时相同，那么可以要求成员表达其观察：其他成员与前次会谈时相比有什么不同。

4. 治疗师也可以要求成员谈论他们自身的情况。我经常使用的一个热身练习是让每位成员简要地说出当天发生在他们身上的好事或坏事，或者说出对当天经历的好坏感受。通常，好的感受包括：充满活力、喜悦、决定出院、与朋友通话、心理治疗进展顺利、早晨找到了一双合适的袜子；坏的感受则有：当天天阴下雨、产生了幻觉、为增加药量而感到极其失望、感到绝望或午饭时顾影自怜。

治疗师手头应备有多种热身活动以供选用，并应根据团体成员的现实功能水平挑选最适合他们的热身活动。有些活动（如投掷气球或简单的健身操）对低功能水平的病人团体比较适合——这是因为他们只能完成非常简单的活动，也只有在完成这些简单的活动时，才能使团体会谈充满安全和轻松的氛围——而对于功能水平较高的团体，则会使他们感到自己被轻视了。

结构性会谈

接下来的团体时间将用于结构性会谈。结构性会谈通常由 2~3 个比较短的活动（5~15 分钟）组成。如果团体成员发言踊跃、讨论热烈，那么 1~2 个活动就足够了。

结构性活动通常包括下列部分，我将根据活动主题分类阐述：（1）自我暴露；（2）共情；（3）此时此地的互动；（4）讲解式讨论；（5）自我改变；（6）缓解紧张的游戏。

自我暴露

大多数结构性活动都要求病人做一定程度的自我暴露。重要的是，治疗师应当努力保证自我暴露的安全性。治疗师可以通过以下几种方法来减轻病人对自我暴露的畏惧：让病人披露自己的强项或兴趣而不是缺点；严格限制每位成员自我暴露的事项的数目；治疗师充分参与自我暴露（这意味着与高功能团体的成员相比，焦点团体的成员能从带领者的个人特质上学到更多）。

尽管有许多种不同的活动可供使用，但作为一般规则，团体带领者应将自我暴露与焦点团体的另一主题——增进成员互动结合起来，以此提高团体治疗的效率。就我个人的经验而言，有效的活动应将个人活动、双人互动以及团体互动三者结合起来。

以下是其基本形式。每位成员将得到一张纸，纸上有 2~3 个短句需要完成。例如，典型的句子如下：

1. 我生命中最重要的人之一是＿＿＿＿＿＿＿＿＿＿＿。
2. 其他人知道了会感到惊讶的一件有关我的事是＿＿＿＿＿＿＿＿＿。
3. 我真正喜欢做的一件事是＿＿＿＿＿＿＿＿＿＿。

团体成员被给予几分钟时间单独思考并完成上述短句。填写完毕后，团体成员两人配成一组，或与治疗师配成一组。治疗师可以让彼此不熟悉的病人组对，也可以让在之前的活动中尚未搭档过的病人组对，还可以让极度害羞者与友善外向者组对。如果病人的理解力极差，则最好与治疗师组对。

每对病人需互换纸条，阅读彼此的答案，如不理解，可以要求对方澄清或补充信息。治疗师可以为病人提供回答纲要，帮助病人澄清和解答对方的提问。在每对病人对谈数分钟后，团体重新集合并回到原先状态。每位成员需在团体中大声朗读对方的答案，并告诉其他成员他从这些答案中学到了什么。

这种形式有很多好处。尽管它看起来像是在完成一项单独的任务，但实际上由几部分组成：个人填写短句、询问搭档、解释答案、将对方的答案告知其他成员、听取其他成员介绍他们的搭档。对于注意力有限的病人来说，他们更适合参与这种由短小任务组成的活动，因为他们完成冗长的任务比较困难。另外，与长时间、单独的任务相比，这种形式的任务性质不停变化，能让病人感到更适应。此活动可以为病人进行自我暴露、创造性倾听、口头表达、双人及团体互动等提供经验。在活动中，许多成员为自己被他人理解而感到惊喜。有些病人还保留了自己的短句纸条，作为这段人生经历的一项珍贵见证。

我在大部分焦点团体中都使用了上述形式。此形式可以有多种变式：治疗师可以根据不同的主题拟定不同的句子。该形式应配合团体当天的重要议题而特别设计。例如，把分离作为重要议题，可能是因为该团体中有成员被生活中的分离问题所困扰，也可能是因为团体中的数位成员准备出院。围绕分离主题设计的问题如下：

1. 我真正想念的人是＿＿＿＿＿＿＿＿＿＿＿。

2. 我经历过的最痛苦的离别是＿＿＿＿＿＿＿＿＿＿＿。

3. 面对分别我会＿＿＿＿＿＿＿＿＿＿＿。

如果把愤怒作为主题，那么可以这样设计问题：

1. 最近一次我发怒是因为＿＿＿＿＿＿＿＿＿＿＿。

2. 让我感到非常愤怒的那件事是＿＿＿＿＿＿＿＿＿＿＿。

3. 当我生气时，我通常会＿＿＿＿＿＿＿＿＿＿＿。

如果对于团体成员来说孤独是重要议题，那么可以提出如下一组围绕孤独的问题：

1. 当我独自一人时，我感到＿＿＿＿＿＿＿＿＿＿＿。

2. 人生中我感到最孤单的时候是＿＿＿＿＿＿＿＿＿＿＿。

3. 人生中我感到最不孤单感的时候是＿＿＿＿＿＿＿＿＿＿＿。

选择讨论主题的另一种方式是为病人提供一份价值清单（例如，金钱、威望、亲密感、权力、自尊、名望或专业成就），让病人从中选择三项他们认为最重要的。在双人互动环节，病人需要向搭档描述自己选择这三项的原因。

与书面语言相比，有些病人采用艺术形式更易传达自己的想法，因此可以用简笔画代替句子填空来完成此项活动。另外，绘画具有趣味性，可以增加团体成员的兴趣。例如，治疗师给每位病人一张草图，上面画有一个空白的盾形徽章，并将空白的盾形分为四个等份。治疗师可以要求病人分别在四个空白处绘出四个主题（也可以是其他四个适合团体需要的主题）的图案：（1）我最大的成就是什么；（2）我收过的最好的礼物是什么；（3）家庭中最重要的人是谁；（4）我最大的兴趣是什么。完成绘图后的活动与句子填充练习一样：先配对，然后每人轮流向团体成员介绍其搭档所绘的图案的主题内容。

一个略具挑战性的自我暴露练习是病人两两分组，然后令其中一人反复提问其搭档：“你是谁?”每当对方做出回答时，提问者需说“谢谢”，然后继续追问。一段时间后，治疗师给出信号，两人小组互换角色，回答者开始成为提问者。当团体成员再次集合时，每位成员需将所能记住的搭档的叙述介绍给团体成员。由于这一互动相对具有挑战性，治疗师须严格把控互动的时间。一般来说，60～90秒的提问时间就足够了。

有时让病人讨论病房内发生的重要事件是个不错的选择。尽管病人会对这些事件感到不安，但将团体的注意力短暂地聚焦于此对病人会有所帮助，如讨论病人出逃、自杀未遂以及人身攻击等。这个活动是让病人表达不愉快的感受，因为毫无疑问，疏泄萦绕内心的强烈情绪可以减轻焦虑。因此，这时的句子填空可以设置如下：

1. 昨晚在病房里发生的打斗让我觉得＿＿＿＿＿＿＿＿＿。
2. 当昨晚桑迪（Sandy）试图在病房里自伤时，我感到＿＿＿＿＿＿＿。

共情

提高社交技能的一个核心要素是提高共情能力，即对他人的体验感同身受。识别并表达对他人内心状态的感受有多种方式，其基本策略都是一样的：避免对他人产生负面和批判情绪；鼓励支持性互动；关注他人积极的方面。对于重症偏执性患者，该练习需慎用，因为后者可能会认为共情练习具有攻击性。

练习之一是要求每位成员在纸条上写下自己的名字，接着把纸条放进一个盒子，同时抽取另一位成员的纸条。然后，每位成员都要陈述对所抽到的成员的感受，以及对其从不了解到有所了解的过程。

练习之二是从杂志上剪下一些图片，放在房间中央，然后让团体成员从中挑出他认为坐在其右侧的成员可能会喜欢的图片。在图片挑选完毕后，每位成员需展示所选的图片，并陈述其右侧的成员可能会喜欢它们的理由。

练习之三是治疗师发给每位成员一张画有人体轮廓的纸，要求每位成员在人体轮廓图上标出其对自己满意的部位，在纸上端写下自己的名字后，再将纸传给下一位成员。每位成员接到纸后，按照纸上的名字，标明自己喜欢此人的部位。最后，当纸张回到最初的签名者手中时，要检查纸上的人体轮廓已标明几处。此时，每位成员皆可自由表达对标明的部位的想法和感受。成员们还可运用抽象思维能力，用各种方式表达自己的感想：灿烂的笑容代表接纳；大耳朵说明善于聆听；大手掌表明慷慨付出；头顶上画只灯泡表示想法独到。也有些病人会以写实的方式回应，如画出所喜欢的病人穿的衣服或戴的首饰。

我想在这里再次提及第三章描述过的一个类似活动，那就是优点清单

（strength-list）。每位成员在纸上写下自己的名字以及所拥有的两项优点，然后将纸张传递下去，接到纸的各个成员须加上一项他认为那位成员具有的优点，并将纸折叠起来，保证之后的成员看不到之前的成员所列的优点。最后，当成员拿到在轮转后属于自己的清单时，需与其他成员分享纸上所列的优点及看到清单后的感受，特别是对出乎自己意料的优点项目的感受。如果数位成员针对同一位成员所列的优点都一样，那么这种共识就会具有极大的作用，甚至有助于病人改变自我定位。

练习之四是收集不同的物品。首先将不同的物品放在团体中间，要求每人选一件物品作为礼物送给邻座的成员。挑选完毕后，每位成员轮流展示其选择的礼物，并解释自己为什么选这件礼物。

以下是这一练习中的一些真实案例：

送给一位来自亚利桑那州的病人一支箭的箭头。

送给一位怀孕的病人一只篮子（摇篮）。

送给一位惯于封闭自己但内心善良的病人一个贝壳（治疗师送的）。

送给一位总想准确地知道自己今后生活方向的成员一个指南针。（治疗师评论说，该病人对当天是否应该出院无法确定，因此非常想要一个指南针。）

送给一位寻找居所的病人一把钥匙（希望他早日找到住处）。

送给一位喜欢写诗的病人一支笔。

送给一位治疗师一株植物，希望她能助人成长。

对于高功能水平的病人来说还有一种练习。病人需要用一个象征———只动物（也可以是植物或静物）来代表自己以及邻座的成员。治疗师要解释清楚，即象征应该基于该动物习性与人的个性品质所具有的相似性，而不是基于相似的外形。例如，鹿代表温柔，猫代表喜好独处，狗代表聪慧，马代表力量，天使鱼代表美丽，母牛代表养育，公羊代表顽固。选择完毕，每位成员需介绍自己所选的动物并说明理由，也可邀请其他成员评论其选择的动物是否合适。

此时此地的互动

上述所有练习都旨在促进成员间的现时互动，而且，后面将要讨论的最后回顾也应聚焦于此时此地。治疗师应根据团体的具体情况，使用合适的练习形式来强调此时此地的互动。

我们也可以将"句子填空练习"和"配对分组练习"转化为此时此地的练习。例如，恰当的句子有：

1. 在这个团体中，最了解我的人是＿＿＿＿＿＿＿＿＿＿。
2. 在这个团体中，与我最相似的人是＿＿＿＿＿＿＿＿＿＿。
3. 在这个团体中，我对某人感到嫉妒的原因是＿＿＿＿＿＿＿＿＿＿。

以上这些句子可以让成员的注意力集中于团体此时此地发生的事件上。例如，当一位治疗师因为离职而最后一次带领团体时，可以要求病人完成如下句子填空：

1. 当我想到丽丝（Liz）即将离开团体，我＿＿＿＿＿＿＿＿＿＿。
2. 要告诉丽丝我喜欢她太难了，因为＿＿＿＿＿＿＿＿＿＿。
3. 如果丽丝知道一年后我＿＿＿＿＿＿＿＿＿＿，她一定会非常高兴。

如果团体中的数位成员因即将出院而向团体告别，句子填空任务可以聚焦于该事件，如：

1. 我最喜欢本团体的地方是_____。

2. 我最不喜欢本团体的地方是_____。

3. 我想给团体中某人的最后礼物是_____。

另一个特别有效的聚焦于此时此地的练习是让两位成员配成一组，并要求他们："请找出两处你们相同与不同的地方。"此后，要求每对成员与团体的其他成员分享他们讨论的内容。

讲解式讨论

如果治疗师察觉到团体中的许多成员都被同一类型的问题所困扰，那么他应该为全体成员提供简要的指导式讨论或简短的讲解，让病人意识到他人也同样担心，以此鼓励病人思考更有效的解决方法。这种讨论必须让多数或全部病人共同参与方才有效，讲解必须言简意赅、清楚明了。有效的讲解还包括预先进行个别访谈或双人讨论。

让我们以句子填空为例说明有效讲解或讨论的流程。如果以"紧张"作为主题，句子填空可以这样设置：（1）你是如何体验紧张的（如果可以的话，请举出一个例子）？（2）你是如何尝试缓解紧张的？当所有成员都写好答案后，治疗师应让每位成员陈述自己的答案并进行讨论，然后将答案罗列在黑板上。由此，病人就有机会知晓关于紧张的各种不同体验，以及应对紧张的各种成功或不成功的方法。在接下来的讨论中，治疗师需集中讲解成员体验的相似之处，并且引导病人对各种应对方法加以评论或提出建议。类似的讲解或讨论可以涉及许多其他主题，例如，悲伤、迷茫、孤独、愤怒、遗弃等。

自我改变

如果团体中的数位病人已经连续参加了多次会谈，那么可以让他们进一步聚焦于自我转变的活动。在这里，我们可以使用前面讲述的基本练习结构（先是个人句子填空任务，然后是两人配对讨论，最后是向团体报告），而练习内容旨在引导自我改变。

例如，句子填空任务可从下面罗列的句子中选择 2~3 个：

1. 我想要改变的两点是＿＿＿＿＿＿＿＿＿＿＿＿。
2. 我喜欢并且不想改变的两点是＿＿＿＿＿＿＿＿＿＿＿＿。
3. 我曾经做出过的最大改变是＿＿＿＿＿＿＿＿＿＿＿＿。
4. 住院以来我已做出的一项改变是＿＿＿＿＿＿＿＿＿＿＿＿。
5. 如果我尝试改变，我担心＿＿＿＿＿＿＿＿＿＿＿＿。
6. 我所看到的团体中的某人做出的重要改变是＿＿＿＿＿＿＿＿＿＿＿＿。
7. 我自己想要却担心无法完成的改变是＿＿＿＿＿＿＿＿＿＿＿＿。
8. 我很难做出改变的原因是＿＿＿＿＿＿＿＿＿＿＿＿。
9. 与五年前的性格相比，我现在的两点变化是＿＿＿＿＿＿＿＿＿＿＿＿。
10. 我想拥有的团体某成员所具有的一项特质是＿＿＿＿＿＿＿＿＿＿＿＿。

另一个被证明有效的练习方式是让病人回答如下两个问题：

1. 我想做出的两个改变是＿＿＿＿＿＿＿＿＿＿＿＿。
2. 对于如何实现这两个改变，我的想法是＿＿＿＿＿＿＿＿＿＿＿＿。

个人句子填空完成后，成员需两两配成一组，阅读对方的答案，了解对方实现改变的方式，并给出促进改变的建议。在两人讨论后，每位成员需将其搭档介绍给团体其他成员，描述其搭档提出的改变方法，并说出促进搭档改变的建议。治疗师可以鼓励其他团体成员对其描述的改变方法提出进一步的建议。这种活动通常耗时较长，如果团体成员都能进行积极表达，那么会占据更多时间。

我们不妨举例说明这种活动产生的典型结果：一位名叫威尔（Will）的病人，说自己比较顽固，因此想通过"逆来顺受和多做让步"来做出改变。在两人配对讨论中，他的搭档让他举出体现自己顽固的例子，威尔说他经常和未婚妻争执。他的未婚妻喜欢跳舞，但他总是拒绝，因为他从不喝酒，所以不愿意出现在任何供应酒的场合中。他和未婚妻经常对峙，双方都不愿意做出让步。团体其他成员给威尔提出了很多建议：他可以参加提供不含酒精饮料的舞会，或者他可以与未婚妻达成协议，轮流决定晚上的活动，这样双方就都不会感觉被对方所支配。

尽管威尔早已尝试过上述想法，但他还是为团体成员表现出的良好意图而感到欣慰，并且自此之后，他与团体成员更为亲密了。讨论期间，治疗师小心地给予支持，评论说威尔正以实际的努力改变自己，譬如他愿意承认自己的"顽固"，并虚心向其他成员寻求建议。

另一位病人想改变自己与他人相处的方式，从而拥有更多朋友。她提出的改变方法是提升个人的外部形象（事实上她的外表确实有问题，她平时着装邋遢、不修边幅）。她的搭档刚好是一位美发师，给她提出了许多有助于提升个人形象的建议。团体中的其他成员也就着装、颜色搭配等给出了许多建议，甚至有人提出要带她去选购新衣服。

还有一位病人说她想改变自己动不动就害羞的毛病，希望变得落落大方、坚定自信。她想到的方法是通过学习演讲来帮助自己变得更为自信。她的搭档和团体其他成员则给出了不同的建议。他们让她回忆自己在团体中发言时的自信时刻。治疗师指出，她说话不肯定可能与她自我感觉不重要有关，如果团体成员能够促使她改变自我感觉，那么她说话的自信程度也会相应地得到改善。在练习过程中，她提出当她说话声音变小时，希望团体的其他成员能给她指出来，以便她可以随时调整。

缓解紧张的游戏

使病人喜欢上焦点团体而且每天都期待参加会谈是一件非常重要的事，而恰当地选择和运用游戏有助于达成这个目标。游戏可以消除紧张，在具有挑战性的团体活动的间歇提供放松机会，可以增加成员之间的互动，提高其社交技能以及团队的凝聚力。

前面我曾就游戏的运用提出过警告。游戏的运用不能成为一种暗示，即治疗师已将团体成员视作无药可救，因而放弃了治疗。因此，只有审慎合理地运用游戏、寓教于乐，才能避免其产生的负面后果，最大化地发挥其正面优势。

例如，我经常在焦点团体中鼓励成员们做一个简单的游戏：让一名成员暂时离开房间几分钟，要求剩下的某位成员在外表上稍作改变（取下眼镜；与其他成员交换首饰；用治疗师提供的道具稍作化妆；解开衬衫纽扣、卷起衣袖；与其他成员换鞋）。当该成员返回房间后，他需要指出某位成员的改变之处。

此游戏虽然轻松愉快，但却具有明显的治疗成分。在游戏开始时，每位成员都可以围绕房间走一圈，对其他成员进行仔细观察，以期在返回房间后能发现其不同点。此游戏可增强团体的凝聚力，培养成员的注意力和观察的习惯。此外，它也鼓励病人运用眼神交流，以加强成员间的了解。

"上吊猜单词"（hangman）是一款非常常见的儿童游戏，常用于低功能病人团体中。在游戏时，游戏者（一位成员）悄悄地选择一个单词，然后在黑板上画数条横杠代表该单词由数个字母组成。其余成员要试着猜中这个单词的每一个字母。当猜对其中一个字母时，游戏者会在黑板上写出该字母；当猜错时，游戏者会画出绞刑架的一笔画。直到正确地猜全单词字母或画完整个绞刑架，游戏才告结束。

　　如果想让"上吊猜单词"游戏更富有治疗性，而不是沦为纯粹的"填字游戏"，治疗师可以修改游戏指令。比如，治疗师可以建议游戏者选择有关感受的单词让其他成员猜——可以是游戏者本人的感受，也可以是游戏者所觉察到的团体某一成员的感受。

　　一个游戏是将一些从杂志上剪下来的图片放在房间中央，团体成员需按要求选择两张图片：一张是他们认为团体中的某位成员所喜欢的；另一张是他们认为团体中的某位成员所不喜欢的。选择完毕后，每位成员需展示并简要描述挑选这些图片的原因。

　　治疗师可以先展示自己所选的图片并陈述选择原因，以此为练习定下基调。根据团体的具体情况，治疗师可以选择奇异、滑稽的图片以营造轻松的游戏氛围，也可以选择自传性的人物图片为团体定下较为严肃的基调。

　　另外一个游戏是，先在房间中央放一叠卡片，每张卡片上都写有一个未完成的短句，需要游戏者去填充。事实上，填充这些短句需要游戏者进行一定程度的自我暴露。例如：

1. 当＿＿＿＿＿＿＿＿＿＿＿＿＿＿时我感到高兴。

2. 我喜欢自己的一点是＿＿＿＿＿＿＿＿＿＿＿。

3. 当＿＿＿＿＿＿＿＿＿＿＿时我感到沮丧。

4. 我想念_____。

5. 今天团体中最活跃的成员是_____。

6. 医院的伙食_____。

7. 我很擅长_____。

团体所有成员都需要轮流选择一张卡片，大声读出卡片上的短句，尽可能迅速地将句子补充完整，完毕之后就轮到了下一位成员去抽取卡片。尽管这些卡片要求成员们进行一定程度的自我暴露，但该游戏紧凑的过程以及成员抽取卡片的随机性，大大减轻了自我暴露给团体成员造成的威胁感，使成员之间的互动洋溢着了轻松、玩乐的气氛。

我无意将上述游戏当作结构化练习的活动清单，因为包罗万象的练习活动应储备在带领者的创意和想象中。然而，选择和完成结构化练习只是团体带领者任务的一小部分。我不能不强调，对于焦点团体而言，结构化练习只代表分散的"砖块"；团体带领者与病人建立的治疗关系、其具备的技术技巧、对病人的支持、帮助病人参与互动才是黏合"砖块"的"灰浆"。唯有依靠"砖块"和"灰浆"的共同作用，才能建成团体治疗的"大厦"。

回顾本次会谈

焦点团体治疗的最后阶段与高功能病人团体类似，即观察者与治疗师和团体成员一起仔细回顾整个会谈过程。之前我强调，有效运用此时此地策略不仅包括团体成员间的互动，而且需要团体参与者进行自我反思，审视之前在团体内发生的互动。焦点团体治疗会谈最后阶段的任务，与高功能病人团体治疗一样，需要促进自我反思并鼓励团体成员评估会谈。

焦点团体最后阶段的结构与高功能团体不同。功能低下的病人会因为太过焦虑、孤僻寡言或者思维混乱而无法领会治疗师和观察者所做的详细的总结评论。而让病人根据治疗师事先安排好的顺序和他们可理解的计划进行自我回顾，其效果则会大大增强。

一种最有效的回顾形式是对会谈的各个部分进行系统的综述。带领者走到黑板前，依次让团体成员回想在会谈中发生的所有事情。例如，某位成员更换了座位或新成员做了自我介绍。治疗师不仅要鼓励团体成员描述各项练习，还应该要求他们详细说明该练习的所有细节。例如，第一项练习是让成员找出他们在当天所经历的一件好事和一件坏事，在回顾阶段则可让他们试着去回忆更多好的或坏的经历。当然，同样的流程也可以用在会谈的其他阶段。

经过系统的回顾后，治疗师需指导病人对会谈进行评估，对病人认为最有价值的和最没有价值的、最令人愉快的和最让人紧张的会谈部分进行评述。这种允许病人表达否定或不满的做法会使病人在以后的会谈中减少阻抗。这些对团体进行的肯定或否定的评价不仅有利于学术研究，更重要的是，它们对于之后团体活动的设计能起到决定性的作用。如果病人一致认为某一练习太具威胁性、毫无内涵或过程幼稚，那么治疗师应认真听取意见，在随后的会谈中做出相应调整。

回顾的另一主题是讨论成员彼此间的观察，治疗师可以拟出若干具有支持性的、适合当天会谈的问题：谁最活跃？谁最不活跃？谁与昨天不一样？谁在会谈中勇于冒险？谁最乐于助人？通过会谈彼此有了什么样的新认识？

重要的一点是，治疗师必须全身心投入整个回顾阶段的讨论，如同参加整个团体会谈一样。治疗师应该作为团体的一员叙述对于会谈的体验，就团体中发生的各种事件进行评论。治疗师还应兼顾团体中的每位成员，给予他们正向、积极的反馈。

回顾阶段对病人的益处有以下几个方面：通过系统的回顾（对会谈过程的深入理解），治疗师可以促进成员的有效互动。而"阶段回放"——无论是对具体的某个会谈场景还是对整个会谈进行回顾（例如，"让我们用1分钟的时间回顾一下在今天的团体会谈中发生了什么？"）——则能加深成员对某一现象的理解，或缓解某一事件的威胁性，并且改变病人的认知结构，而这些认知的改变有利于病人将在团体中习得的知识迁移到现实生活场景中。

系统回顾的有效性还体现在可以减轻病人的思维混乱上。通过使病人的注意力聚焦于会谈的时序，敦促病人回忆会谈的第一、二、三、四部分的内容，治疗师可以帮助病人厘清思路，对经历进行排序。一位思维混乱的病人经过回顾阶段后说："这是我第一次能够将今天所做的事完整地告诉医生。"

最后的回顾环节也是一项"承担责任"的练习。当病人意识到自己的评估有助于今后的团体会谈时，他们将会更主动地参与以后的治疗活动。

回顾过程可以增进注意力的持续性。当病人知道在最后的回顾阶段，需要详细叙述会谈的过程，他们会更加关注会谈中所发生的事。例如，在对第一次会谈进行总结时，有些注意力缺损的病人最多只能记住会谈的主要过程（只能记住当天的会谈有三个不同的练习）。渐渐的，经过几次会谈后，他们可以对会谈的各个部分进行更为详尽的补充。

回顾过程可以促使病人更完整地活在当下，哪怕只是一天中的45分钟。由于知道自己需要对会谈进行回顾，他们会尝试尽可能地关注自己与他人在会谈时进行的互动。这样能使他们更多地活在此时此地，而不是活在未来和过去。病人对此感受得越多，就越能从生活中获得更多的满足感，也越容易与他人建立关系。团体治疗师需要将此种感受的意义明确地告知病人，并且指出他们的焦虑大多源于对未来预期的恐惧，以及对过去痛苦的再体验；而持续专注于此时此地，有利于克服焦虑。

第五节　超越结构

为教学方便，我将焦点团体治疗描述成一系列有条不紊、计划周详的练习。此处应补充解释，以免误导治疗师，使其认为焦点团体治疗的带领者只须小心谨慎地按照精心设计的章程行事即可。

相反，焦点团体治疗的带领者必须具有充分的临床敏感性、足够的灵活性和技巧性来合理调配每次会谈的主旨、节奏和深度以适应团体的具体实情。带领者对会谈的设计应着眼于提供整体框架以促进会谈，而不应照本宣科，束缚自己的手脚。治疗师应在整个会谈的各项练习之间始终保持灵活变通——不间断地为病人提供支持、鼓励或解释性指导。

例如，一位年轻的女性精神分裂症患者（我在本章前面所提到的那位），在另一位成员的帮助下改变了发型。在接下来的会谈中，她感到焦虑不安，指责她是"荡妇"的幻听严重干扰了她的情绪。治疗师提供的温柔的解释性评论给她带来了诸多安慰："我认识的每个人都有性的欲望。"或者，治疗师也可以这样说："我今天穿了一件漂亮的毛衣，而你有一个迷人的新发型。我的毛衣并没有使我成为荡妇，而你的新发型也一样。"

另一位病人在团体练习中极度自责和消沉，对此治疗师做出了如下说明："欧文（Owen），我想和你分享我对你的观察。今天下午两点我叫你参加团体会谈时，你正和朋友打电话。我不得不打断你的通话，我知道你一定很生气。我想知道你现在是否对我以及严格的病房日程感到恼火。是否有可能你将气发在了自己身上，因而在会谈期间不停地指责自己？"欧文肯定了治疗师的解释，他紧接着参与了热烈的、富有建设性的长达 5 分钟的讨论，讨论中其他成员也表达了对病房时间安排的不满。

治疗师必须随时准备处理会谈中可能出现的破坏性事件，修补裂痕或是将混乱转化为治疗优势。本书第四章提到的"一切均可成为治疗的素材"同样适用于此。为防止可能出现的破坏性事件，团体治疗的目标必须切合实际，治疗师也应以温和谨慎的方式带领团体会谈。例如，在会谈开始3分钟后，一位名叫马克（Mark）的年轻的精神分裂症患者，莫名其妙地咒骂着跺脚冲出房间。成员们为马克的突然离去感到不安和迷惑。治疗师通过如下评论将此事导向了有利方向："我偶然从之前的工作人员口中得知，马克一直被家庭问题搞得心烦意乱。但是尽管知道这些，我仍为他今天突然离场而感到失落和受伤。当然，我也有点生气。我一直问自己，是不是在会谈中做错了什么让他感到烦恼。我想知道在座的各位是不是也有和我类似的想法？"

在另一次会谈中，团体成员正在参加一项结构化练习，治疗师要求每位成员画出他们人生中感到最后悔的一件事。一位名叫大卫（David）的病人显得非常沮丧，他画了一个学士帽，并且说他人生中最大的遗憾是在大三时退学了，此后再也没有拿到大学学位。突然，一位名叫艾比（Abby）的精神分裂症患者打断他的话说："大卫，你觉得自己很聪明，但是我认为你其实是病房里最愚蠢的一个。"大卫明显因为艾比的言论受到了伤害，团体中的其他成员也极为尴尬，不知该如何回应。

治疗师当机立断：第一，给大卫一些支持；第二，给艾比适度的反馈，告诉她其言论造成的后果。治疗师让大卫描述艾比的话对他产生的影响。大卫几近落泪，对其他成员说他一生都在担心自己不如其他人聪明，因此，艾比的话触碰了他内心的最痛处。治疗师让其他成员就大卫的智力进行评论（治疗师并不担心评论，因为大卫明显是一个非常聪慧的人，大多数团体成员都对此表示认可）。不出所料，团体成员给了大卫极大的支持（治疗师也一样）。

此次干预（大约花了 5 分钟）明显有效，因为 10 分钟后，艾比出人意料地中断了正在进行的另一项练习，告诉团体成员，她之前对大卫所说的话并不是她真正想要表达的意思，实际上她是感觉自己太过愚蠢。大卫所说的没能从大学毕业的话，触发了艾比对自己没能从高中毕业的悔恨与痛苦。这样解释后，艾比也得到了团体其他成员的支持，在最后的回顾阶段，所有的成员都认为此次事件具有非常大的价值。

治疗师要经常就会谈中出现的重要问题做出有益的、简明的观察评论。在一次总结报告会上，病人们复述了治疗师的评论：

"人们其实非常喜欢你。我在团体中一直听到他们这么说你，但因为你把自己贬得太低了，所以你很难相信他们说的话。你坚持认为别人会像你一样来看待自己，这是不对的。"

"父母的职责是帮助孩子长大成人，直到他们有能力离开家独自谋生。而你却留在家里，试图维持你父母的婚姻，这并不是你的职责。"

"让每个人都爱你是绝对不可能的。在这个世界上，总会有人对你心怀不满。这确实令人难过，但我们必须去面对事实。"

"分离总是痛苦的，但天下没有不散的宴席。离别总是难免的，但为避免分离而回避他人不过是自欺欺人。因为这样做只会使自己更加寂寞和孤独。"

焦点团体治疗的带领者必须能够调整团体功能水平的高低：如果成员们的病理程度偏向严重，则需调低水平；如果团体稳定，病人显示出更强的承受能力，则需调高水平。治疗师需要足够敏感地确定恰当的团体水平，做出必要的技术调整，这种敏感性会随着治疗师临床经验的增多而得到提高。

治疗师可以通过如下手段将团体功能水平调低：针对问题为成员做更多

的示范性回应；让成员做更多的游戏和练习；给成员提供更多的个人活动、更多非直接的表达方式（比如，艺术、绘画、躯体运动）和减少此时此地的互动。治疗师也可以运用与上述做法相反的策略来调高团体水平：要求成员进行更深程度的自我暴露；加入需要自我暴露、成员互动和过程分析的练习。总之，增加此时此地的团体互动，就可以调高团体的功能水平。

让我们以这个句子填空练习为例："我无法告诉别人我喜欢他们，因为_____。"如果要加强此时此地的作用，治疗师可以征询病人，问他们完成这个句子是否能用于目前的会谈，比如："你想告诉团体中的哪位病人？这么做你究竟担心什么呢？"

为加深此时此地的会谈水平，治疗师可以多表达一些个人感受（例如，在成员叙述糟糕的经历时，治疗师表示也感到紧张，或联想起自己与同事的争论，或表示自己昨晚睡得很糟糕），然后让团体成员评论自己的感受。在最后总结时，病人几乎都会评论说他们非常感激治疗师的坦诚相见，感到治疗师更有人情味了，而这也会鼓励病人更加投入地参与团体会谈。

在焦点团体治疗中，治疗师可以运用与高功能团体类似的方法来增强病人的自我责任感。例如，在最后的回顾阶段，治疗师可以让每位病人评价自己当天所承担的风险量。如果治疗师想深化这项工作，可以询问病人对自己所承担的风险程度是否满意，是否为难；或者询问病人是否愿意在第二天的会谈中承担更大的风险，如果愿意，希望治疗师给予什么样的帮助；或者询问病人是否愿意经常被提问。在接下来的会谈中，治疗师可以核查自己的行为是否符合病人的意愿。这些做法使病人得以审视自己在团体中的参与程度，并因此承担更多的治疗责任。

第六节　结论

　　我并不打算把高功能或低功能团体治疗模式作为临床工作者必须遵循的金科玉律。在完成本书时，我希望治疗师可以理解这些治疗模式所阐述的普遍性策略，并根据个人风格以及临床情况做出具体的调整，从而形成自己独特的模式。

版 权 声 明

好 书 推 荐

基本信息

书名：《与自我和解》

作者：【美】奥尔马·马涅瓦拉

定价：45.00 元

书号：978-7-115-39580-1

出版社：人民邮电出版社

出版日期：2015 年 7 月

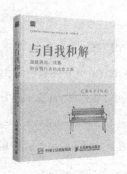

推荐理由

★ 美国著名精神病学家、国际公认的成瘾和强迫行为领域的专家奥尔马·马涅瓦拉
博士最受欢迎的著作。

★ 欲望心理学的革命性发现，治愈了无数烟瘾、酒瘾、网瘾、性瘾等各类成瘾患者
的实用指南，与自我和解、重建生活的畅销读本。

★ 美国亚马逊年度最佳心理学图书。

媒体评论

对那些考虑参加或正在参加康复项目的人来说，这是一本激动人心、实用且极富洞
见的书。《图书馆杂志》

作者马涅瓦拉在《与自我和解》中清晰地解释了当渴求发展为成瘾时神经系统所产
生的变化，并提供了面对诱惑和抵制诱惑的实用方法……《出版人周刊》

这是一本具有真知灼见的书，非常适合那些正在与任何一种渴求或成瘾作斗争的人
阅读，这会是他们在康复之路上迈出的第一步。《旧金山书评》

更多"治愈系心理学"好书

请见同名豆瓣小组：www.douban.com/group/ggs790815/

编辑电话：010-81055679   读者热线：010-81055656 010-81055657